AF613431

TRAITÉ DES VAPEURS

OÙ

LEUR ORIGINE, LEURS EFFETS, ET LEURS REMEDES sont mécaniquement expliquez.

Par Mr LANGE, Medecin de la Societé Royalle départy à Lizieux.

A PARIS,

Chez la veuve de DENIS NION, Marchand Libraire au premier Pavillon du College Mazarini, devant l'Hostel de Conty, à l'Image Sainte Monique.

M. DC. LXXXIX.

Avec Privilege du Roy & Approbations.

A MESSIEURS LES PHILOSOPHES Medecins & Artistes, de la Societé Royalle de Medecine.

ESSIEURS,

Je répondrois mal à l'honneur que vous m'avez fait de me recevoir en vostre illustre

Compagnie, si je differois à vous presenter un essay de la suffisance que vous avez presumée en moy, & à justifier la bonne volonté, que j'ay dû vous marquer dans la poursuite de mon Aggregation.

Cependant un motif beaucoup plus pressant m'engage à vous faire cette Dedicace. La Doctrine que j'expose est nouvelle. Il faut qu'elle soit autorisée pour estre bien reçuë, & bien loin qu'un particulier le puisse faire, l'applaudissement general de tous les Novateurs, n'empescheroit pas qu'elle ne fust assez efficacement combatuë par les Antiquaires, pour estre du moins soupçonnée de faux par les personnes scrupuleuses : mais vostre exactitude est si universellement connuë, & vos décisions sont toûjours si conformes à la pure verité, qu'on ne craint pas mesme de recevoir affirmativement vos simples conjectures.

On pourroit donc trouver dans ma conduite une indiscrete témerité, si je publiois cét Opuscule sans estre assuré de vos Suffrages ; mais ces mesmes considerations m'assurent qu'il ne sçauroit paroistre sous vos auspices, sans estre bien receu de la plus saine partie du monde Sçavant, & que ceux mesmes qui font profession de douter de tout, trouveront mon systéme autant raisonnablement probable qu'on le peut desirer.

En effet des principes nouveaux peuvent ils estre plus solidement établis? que par l'Approbation d'une Societé celebre, qui se glorifie d'avoir un Chef & un Protecteur aussi illustre que Monsieur le premier Medecin, dont le Roy a fait le plus beau de tous les Eloges, par la juste distinction qu'il en a faite, et dont nous ressentons si constamment les bien-heureux effets, par une Societé, dis je, qui a d'ailleurs l'avantage d'avoir pour Directeur le Scavant Monsieur de Blegny, si infatigable dans la recherche de la verité & si éclairé dans les secrets de la Nature, enfin qui a toûjours eu pour membres tant de Personnes d'un merite singulier, & d'une application extraordinaire à tout ce qui peut faire le bien publique.

Vous jugez bien, Messieurs, que je n'ay pû mettre un si haut prix à vostre approbation, sans ressentir une juste crainte de ne la pouvoir meriter; mais aprés tout, cette crainte n'a pas dissipé toute mon esperance, estant persuadé que vous aurez de grands égards pour l'émulation que vous m'avez donnée, & pour le zele qui me fera toûjours concourir à nostre fin commune, aussi bien que pour l'ardeur, & la veneration avec laquelle je suis,

MESSIEURS,

Vôtre tres-humble & tres-obeïssant serviteur,

LANGE.

APPROBATIONS.

NOus sous signé Conseiller d'Estat ordinaire, premier Medecin de Sa Majesté, certifions avoir lû le present *Traité des Vapeurs* de Monsieur LANGE, Docteur en Medecine, dans lequel nous avons trouvé beaucoup de choses bien écrites & dignes d'estre données au Public, à Versailles le 29. Janvier 1689.

Signé DAQUIN.

JE sous-signé Medecin de la feuë Reine & de la Chancellerie, certifie avoir lû par l'ordre de Monseigneur le Chancelier le present *Traité des Vapeurs*, que j'ay jugé tres-digne de paroistre au Public. Fait à Paris le 20. Decembre 1689.

Signé BONNET.

EXTRAIT
DU PRIVILEGE DU ROY.

PAR Grace & Privilege du Roy, donné à Paris le 11. Decembre 1688. Signé, Par le Roy en son Conseil NOBLET: Il est permis à la Veuve de DENIS NION, Marchand Libraire à Paris, de faire imptimer par tel Imprimeur qu'elle voudra, un Livre de la composition du sieur LANGE, Medecin resident à Lizieux, qui a pour titre *Traité des Vapeurs*, & iceluy vendre & distribuer par tout le Royaume pendant le temps & espace de six années, avec deffences à tous Libraires-Imprimeurs & autres, d'imprimer, faire imprimer, vendre & distribuer ledit Livre sous quelque pretexte que ce soit, mesme d'impression Etrangere à peine de confiscation, amande, dépens, dommages & interests, ainsi qu'il est plus amplement porté par lesd. Lettres.

Registré sur le Livre de la Communauté des Marchands Libraires de Paris le 15. Decembre 1688. Signé J.B COIGNARD.

Acheté d'imprimer pour la premiere fois, le 5. Février 1689.

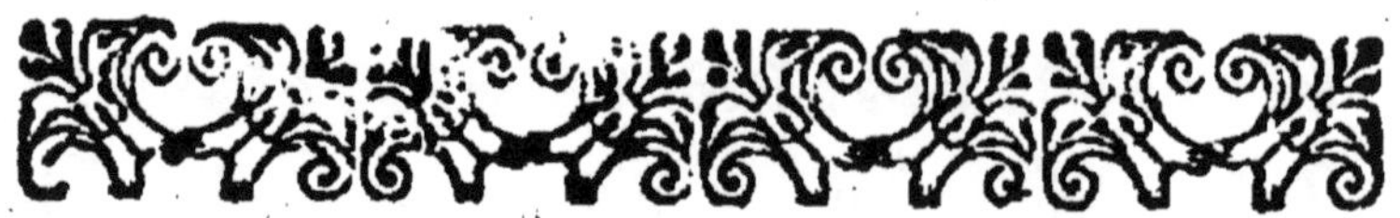

TABLE DES CHAPITRES.

TABLE

Fin de la Table des Chapitres.

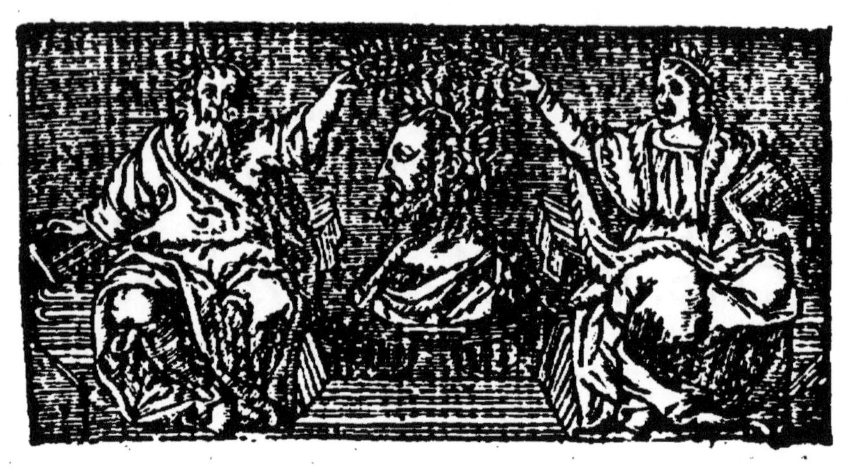

SENTIMENS

De Messieurs les Medecins & Artistes de la Societé Royalle, sur le Traité des Vapeurs *de Mr Lange.*

UN grand Homme voulant mépriser un gros & méchant Livre, d'une maniere édifiante pour ceux qui se mélent d'écrire, dit un jour en parlant de son Auteur, qu'apparement il n'avoit pas eu le loisir d'en faire un petit.

C'eſt avoir fait en peu de mots un éloge admirable de ceux qui comme Mr Lange, prennent tout le temps, & ſe donnent toute la peine neceſſaire, pour traiter à fond & dans la derniere préciſion les ſujets qu'ils ſe ſont propoſez ; car outre que de la ſorte ils ne laiſſent rien à deſirer à un Lecteur, ils luy donnent encore la ſatisfaction de ne trouver rien d'inutile ny de fatiguant dans toute la ſuite d'un ouvrage.

Cette heureuſe diſpoſition ſe trouvera dans celuy-cy, tout y eſt exact, tout y eſt clair, tout y eſt concis. Jamais ſujet n'a eſté traité ſur des principes plus évidens ny plus ſolides, & jamais Doctrine n'a eſté plus épurée d'inutilitez & de digreſſions importunes. Car cét Auteur perſuadé que la Nature n'eſt autre choſe que la Loy conſtante & inviolable de la communication des mouvemens, a fait une ſi juſte application de cette Loy generale aux principes de la mécanique, & par conſequent aux organes de la machine humaine, qu'il en a d'éveloppé tout le myſtere, en ſuppoſant ſimplement ce qu'on ne ſçauroit nier ſans choquer la droite raiſon, & en expliquant ſeulement les Phœnomenes les plus embaraſſez de ſon ſujet, ſans ſe mettre en peine de prévoir ny de refuter les vaines objections des faux Sçavans. Le Lecteur n'aura pas beſoin d'une grande application, pour connoiſtre la verité de ces propoſitions & le prix de cét ouvrage, qui ſera apparemment bien-tost suivi de quelques autres, car nous estimons que l'Auteur en recevra trop d'applaudissement pour en demeurer à ce coup d'essay, C'est dequoy nous avons crû devoir rendre ce témoignage Public, à Paris le 30 Janvier 1689.

Signé DE BLEGNY,
Directeur perpetuel.

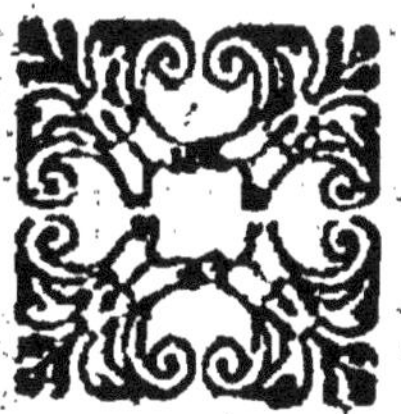

TRAITE'

TRAITÉ DES VAPEURS.

CHAPITRE I.

Si les Vapeurs sont les veritables causes des effets qu'on leur attribuë.

De toutes les Maladies qui attaquent le corps humain, il n'y en a point dont on parle ſi ſouvent, & qu'on connoiſſe ſi peu, que celle à qui on a donné le nom de Vapeurs : Il ſemble que ce ſoit de ces noms vagues auſquels on n'a attaché aucune idée diſtincte, & dont les Medecins ſe ſervent, ou pour couvrir leur ignorance, ou pour amuſer le Peuple de mots, dans le temps meſme qu'ils ſemblent rechercher exactement la veritable ſource des maux ſur leſquels ils ſont conſultez.

Pluſieurs Sçavans Auteurs modernes, ſoûtiennent

qu'il ne ſe peut point élever de Vapeurs des entrailles au cerveau & au cœur, & en effet comment concevoir que des fumées puiſſent traverſer des membrânes auſſi épaiſſes & auſſi ſerrées que le Diaphragme , & des os auſſi durs que la baſe du Crâne, pour penetrer juſques au ſiege des eſprits, pendant que nous voyons dans les coliques venteuſes, & dans la Timpanite, les membrânes étenduës d'une maniere qui nous fait bien juger, qu'elles ſont impenetrables aux

Vapeurs mêmes les plus subtiles.

Il est vray que nostre corps est transpirable par tout ; mais c'est d'une maniere bien plus merveilleuse que l'on ne pense : s'il avoit des pôres ouverts dans toute sa substance qui donnassent passage aux matieres agitées, nous ne pourrions avoir ny force ny vigueur ; nous ne pourrions même faire aucun mouvement ; car l'action mécanique des esprits, dépend necessairement de leur emprisonnement dans les muscles, & les esprits animaux estant les plus subtiles & les plus agitées de toutes les Vapeurs, il est constant par les regles du mouvement, qu'ils se dissiperoient tous par les pôres, avant qu'il se pût faire aucune autre évaporation.

Cependant nostre peau est toute pôreuse, & nous ne pouvons pas douter de la transpiration continuelle qui se fait à travers de ses pôres; mais voicy l'artifice: chaque pôre est bouché d'une petite glandule, qui en même temps empeſche la ſortie des eſprits, & s'abreuve des execremens qui ſont continuellement pouſſez vers la ſuperſicie, & ces excremens dont les glandules de la peau comme autant d'éponges ſont continuellement inondées, ſortent en ſubſtance par les pôres, & font les ſueurs, ou en s'exhalant en Vapeur par la chaleur interieure qui les agite, font ce qu'on appelle tranſpiration inſenſible.

Toutes ces preuves paroiſſent convaincantes contre le ſyſtême ordinaire des Vapeurs. Mais d'un autre coſté nous voyons des tranſports ſi ſubits d'une partie fort éloignée au cerveau & au cœur ; qu'on ne les peut raiſonnablement attribuer qu'aux Vapeurs, n'eſtant pas poſſible de concevoir qu'un humeur ſubſtantiel, puiſſe parcourir tous les chemins neceſſaires pour arriver juſques-là : une convulſion, qui en un clin d'œil ſurvient à une colique, & que la colique revenant termine à ſon tour en un clin d'œil, peut-elle estre expliquée en concevant que la matiere fait tout le chemin qui est depuis la veine porte ou les veines l'actées, jusques aux arteres carotides ? & quand elle y passeroit, pouroit-elle se messer dans le sang sans y exciter une fermentation violente? cela est absolument inconcevable. Il faut donc chercher avec plus d'exactitude qu'on n'a fait jusques à present la nature des Vapeurs du corps humain, & le chemin qui les peut transfmettre d'un lieu à l'autre, afin de convaincre les personnes qui sont sans préoccupation, de leur existence & de leurs effets dans les parties nobles qu'elles attaquent ; mais il faut auparavant dire quelque chose de la nature & des causes des Vapeurs en general.

CHAPITRE II.

Des Vapeurs en general & de leurs Causes.

UN corps par raport au mouvement de ſes parties peut eſtre conſideré dans trois eſtats differens ; dans l'eſtat de ſimple liquidité, dans l'eſtat d'effervefcence où de rarefaction, & dans celuy d'evaporation.

La liquidité d'un Corps conſiſte dans un mouvement doux, regulier, & uniforme de ses parties. La matiere celeste, qu'on peut appeller l'ame du monde, & le principe interieur de tous les mouvemens, dans quelque lieu qu'elle se rencontre, y conserve toûjours toute l'activité du feu : ainsi ayant une fois écarté tout ce qui s'oppose à son passage dans les liqueurs, elle continuë son mouvement d'une maniere uniforme, & tient les parties d'un liquide dans une telle situation, qu'elles ne troublent point la rapidité de ſon cours, & qu'elles ne continüent elles meſmes à ſe mouvoir, que parce que leur ſoupleſſe les empeſche de compoſer un tout ſolide.

Tant que rien ne trouble la continuité des pôres de la matiere ſubtile, le corps conſerve ſon mouvement de liquidité, mais ſi on y meſle quelque autre corps qui confonde l'ordre des parties du liquide, il ſe fera differens effets ſelon la nature des corps meſlangez. Si dans un liquide, qui ne contient aucuns corps élaſtiques vous répandez un autre liquide, qui n'en contienne pas non plus ; comme leurs parties ſont ſouples, & qu'elles cedent facilement aux mouvemens de la matiere ſubtile, il ſe fait une dépuration ſans aucune fermentation : ainſi meſlez plusieurs verres d'eau enſemble vous n'y verrez aucun mouvement d'efferveſcence.

Si dans un liquide qui n'a aucun corps élaſtiques, vous meſlez un corps qui en contienne, il ne ſe fera non plus aucun mouvement extraordinaire, parce que les parties ſouples d'un liquide ne font aucune reſiſtance aux corps élaſtiques, qui ſe rangent facilement pour entretenir la continuité des pôres : ainſi on peut mettre dans l'eau commune du nitre ou du vitriol & tous les autres ſels, ſans craindre aucune ébullition.

Si dans un liquide impregné de corps élaſtiques, vous mettez un corps rempli d'atômes de la même nature, il ne ſe fera non plus aucune efferveſcence ; parce que plusieurs corps d'une mesme figure s'ajustent fort aisément, & ne se troublent point l'un l'autre dans leur mouvement : ainsi de l'esprit de nitre joint avec de l'esprit de vitriol, ou avec de l'esprit de souffre, ne font aucune fermentation.

Mais lorsque vous meslez deux corps dont les parties sont élastiques, & de differentes configurations, il se fait alors un mouvement violent & irregulier qu'on appelle rarefaction ; ces corps roides qui troublent le passage de la matiere celeste estant écartez avec violence, & rencontrant d'autres corps aussi roides avec lesquels ils ne peuvent s'ajuster, les écartent à leur tour, & ainsi font étendre le tout sous un plus grand volume, & rendent sensible le mouvement de toutes ses parties.

On peut conclure de là, premierement, que plus un corps a de parties élastiques & moins de parties souples, plus il est capable de rarefaction, ainsi la plus grande de de toutes les fermentations eſt celle du feu, parce qu'il ne s'allume jamais que toutes les parties humides du corps ne ſoient diſſipées, de ſorte qu'il ne luy reſte que les ſalines qui ſont les vrays élaſtiques, avec les ſulphureuſes qui ne ſervent qu'à faire la liaiſon des parties de la flâme, & une eſpece de barriere, qui les empeſche de ſe confondre dans l'air.

2. Que plus les parties élaſtiques ont de ſolidité & de force, plus la fermentation

eſt violente & la dilatation grande ; ainſi le feu de la poudre à canon eſt incomparablement plus violent que celuy du bois, parce que le nitre eſt le plus fixe & le plus ſolide de tous les ſels, au lieu que dans le bois le ſel fixe meſme n'eſt pas agité, & tombe avec le debris des parties terreſtres pour compoſer la cendre.

3. Que l'unique cauſe efficiente de toutes les fermentations c'eſt la matiere celeſte, & que les ſels n'en ſont tout au plus que la cau-

ſe occaſionnelle & inſtrumentale tout enſemble ; n'ayant d'eux-mêmes aucun mouvement, & n'y contribuant que de leur ſolidité & de leur force élaſtique.

L'évaporation eſt le détachement des corpuſcules écartez par la force de la fermentation, leſquels ayant plus de ſubtilité, ou eſtant ſuſceptibles d'un mouvement plus rapide que les autres, s'échapent & ne compoſent plus qu'un meſme volume avec le tout rarefié.

Il s'ensuit de là, premierement, que les Vapeurs sont toûjours de la mesme nature, que le corps d'où elles s'elevent ; & qu'elles n'en different jamais, que par la desunion & l'eloignement des parties qui les composent.

2. Que quoy qu'il se fasse une évaporation continuelle de chaque corps par l'action de la matiere celeste qui le penetre, & qui dans son mouvement rapide, rencontre toûjours quelque partie qu'elle écarte,

cette evaporation (qui compose l'athſmoſphere de chaque corps, & qui produit mille effets ſurprenans) n'eſt pas de mon ſujet, ne pretendant parler icy que de celle qui reſulte d'une rarefaction ſenſible.

3. Que dans chaque évaporation, ſelon la force plus ou moins grande de l'efferveſcence qui la cauſe, il ſe fait des détachemens de parties de differente nature; avec cet ordre que dans une efferveſcence legere, les ſeules parties humides, pliantes

& les plus volatiles s'envollent, que dans une fermentation mediocre les ſels eſſentiels ſe détachent, leſquels tiennent le milieu entre les fixes & les volatils, accompagnez des ſouffres s'il s'y en rencontre, ce que les Chimiſtes éprouvent tous les jours dans leurs diſtillations: Enfin que dans la plus violente de toutes, comme celle de la poudre à canon, les corps les plus fixes & les plus élaſtiques ſe reſolvent en Vapeurs, d'où l'on voit tous les jours des effets, qui ſont l'admiration, & la frayeur de toute la terre.

Quoy que ces principes soient connus de tous les bons Physiciens, j'ay crû devoir m'y étendre un peu avant que d'entrer en matiere; tant pour rendre plus claire l'explication que je pretens donner des Vapeurs qui tourmentent le corps humain, que pour éviter les redites où je pourois tomber, lors qu'il s'agira d'expliquer plusieurs effets qui dépendent d'une même cause.

CHAPITRE III.

Des Vapeurs qui attaquent le Corps humain.

COMME la terre que nous habitons, eſt pleine de fermentations continuelles, l'air que nous reſpirons n'eſt qu'un compoſé d'un million de Vapeurs differentes, dont il y en a d'abſolument neceſſaires pour la conſervation de noſtre vie; mais dont il y en a auſſi de tres

tres-pernicieuſes, ainſi on peut aſſurer qu'il y a tres peu de maladies, qui ne ſoient ou excitées, ou augmentées par quelques Vapeurs. Mais je ne parle icy que des Vapeurs interieures, & donc la cauſe eſt uniquement dans le corps humain, deſquelles je taſcheray de donner une connoiſſance exacte.

On peut définir cette maladie, un tranſport de corpuſculles écartez par quelque fermentation interieure allumée hors des vaiſſeaux ſanguinaires, au moyen de laquelle ces corpuſcules ſont tranſmis vers une partie éloignée de celle où eſt le foyer, ce qui en trouble & interrompt les fonctions naturelles.

De telles fermentations ſe doivent faire hors des vaiſſeaux ſanguinaires, parce que toutes les parties écartées d'un ſang rarefié dans ſes vaiſſeaux par une efferveſcence fébrile, ne compoſent aucunes Vapeurs, eſtant enfermées par les membrânes de ces vaiſſeaux, & s'il s'en fait quelques évaporations, ce ne ſont, ou que des détachemens d'atômes ſulphurez, qui ſe répandent dans les chairs par les extrémitez des vaiſſeaux, & qui font cette chaleur ardente que l'on ſent au toucher; ou des fumées fuligineuſes qui s'exhalent par les pôres du poulmon, par où ſe fait l'introduction de l'air dans le ſang: ainſi tous les ſymptomes des fiévres qu'on attribuë aux Vapeurs excitées par l'incendie fébrile, n'en dependent nullement; les douleurs de teste n'estant causées que par la dilatation des Vaisseaux qui font un tissu dans les meninges, & les delires, & les phrenesies ne pouvant estre attribuées qu'à la quantité excessive & à l'irregularité des esprits, que le sang fournit dans ce temps là au cerveau.

J'ay dit aussi, que ces corpuscules écartez pour meriter le nom de Vapeurs, doivent attaquer une partie éloignée du foyer de la fermentation qui les éleve; car bien qu'eſtant arreſtez dans ce foyer par quelque cauſe, ils excitent des accidens qui dépendent de la force impulſive de la fermentation, on ne leur donne point le nom de Vapeurs ; & quand ils ſe porteroient meſme dans les endroits voiſins, on ne leur donneroit que le nom de vents.

Il eſt clair, par ce qui vient d'eſtre dit, que pour déterminer les lieux d'où s'élevent les Vapeurs, il ne faut que s'attacher à connoiſtre ceux où il ſe peut faire des fermentations ; & comme il ne s'en peut faire en aucun lieu, s'il n'y a de ces fermens élaſtiques dont j'ay parlé; on peut aſſurer que les endroits de noſtre corps qui ſont deſtinez pour en eſtre le receptacle, ſont auſſi la ſource des Vapeurs.

Les fermens qui produiſent les mouvemens déreglez, ſont, ou entierement contre nature, ou ce ſont les propres fermens de noſtre corps, mais qui ſont exhaltez, & qui ont degeneré de leur configuration naturelle: quand ces fermens sont contre nature, on est assuré qu'ils se sont formez par un abcés ou par un dépost d'humeurs superfluës; & comme il n'y a point de partie dans nostre corps, où il ne se puisse faire de cette sorte de dépost; il n'y en a point d'où il ne puisse s'élever de ces sortes de Vapeurs: mais je n'en diray rien de plus, parce qu'elles ne sont que les symptômes d'autres maladies, dont je ne pretens pas traiter icy.

Les fermens, les ſels, les acides, & les corps élaſtiques (car ſous tous ces noms je ne comprens que la meſme choſe) ſont ordinairement diviſez en volatils, en fixes, & en eſſentiels; qui tiennent le milieu entre les volatils & les fixes. Le cerveau eſt le receptacle des ſels volatils, leſquels aprés avoir eſté exhaltez dans les poulmons & dans le cœur, par l'introduction des parties nitreuſes de l'air, aprés avoir circulé dans les plexus de la pie & dure mere, comme dans les ſerpentins des chimiſtes, & enfin aprés avoir paſſé par ſa partie corticale comme par une éponge, où ils ont laiſſé de leur phlegme, & tout ce qui arreſtoit leur activité, ſe rendent tous purs dans la partie medullaire de ce viſcere, où ils compoſent avec la matiere celeſte qui les agite, les eſprits animaux qui font jouër tous les reſſorts de nôtre machine.

Le ferment fixe à ſon ſiege dans la Ratte. Il ſe forme

des parties les plus grossieres du sang, qui estant déposées dans ce viscere, & se dégageant peu à peu des corps terrestres qui les accompagnoient, il s'en forme un sel fixe, dont l'usage selon l'opinion la plus raisonnable, est de moderer l'activité trop grande du sang, & quand les parties sont trop volatilisées & trop exhaltées, y donner par son mélange un poids & pour ainsi dire, une bride qui en arreste la rapidité trop violente : ainsi nous voyons que ſelon l'abondance plus ou moinsgrande de cét humeur, les perſonnes ſont plus ou moins enjoüées, & on a obſervé que des animaux auxquels ou avoit ôté la Ratte, eſtoient incomparablement plus remuans & plus actifs qu'auparavant. Le ferment moyen ou eſſentiel ſe forme & ſe reſerve dans toutes les glandules: ces parties que les anciens avoient regardées comme les égoûts de toutes les immondices de nôtre corps, ont un uſage bien plus noble qu'on n'avoit crû juſques icy. Dans la circulation continuelle du ſang, le ſel eſſentiel de cette liqueur ſe filtre, & eſt reçû dans les glandes, comme dans autant d'éponges : là il eſt purifié, exhalté & rendu propre pour pluſieurs fonctions auſquelles la nature la deſtiné ; puis eſtant diſſous par la ſeroſité que les conduits lymphatiques y apportent, il reſulte de ce mêlange une eau impregnée de de fermens acides, qui eſt portée par les meſmes canaux lymphatiques dans pluſieurs endroits de noſtre corps, pour ſervir à toutes les diſſolutions, precipitations, & dépurations neceſſaires pour l'entiere perfection du ſang.

C'eſt ainſi que la ſalive n'eſt autre choſe qu'une eau chargée de fermens qu'elle a diſſous dans les glandes ſalivaires, & dont la bouche eſt continuellement humectée, afin de faire la premiere diſſolution des alimens; le diſſoluant de l'eſtomac, le ſuc pancreatique ont la meſme origine, & s'ils ont quelque difference dans leur nature & dans leurs actions, il n'y en a point dans leur maniere de se former. Enfin tous les vaisseaux lymphatiques, qui se vont rendre dans le receptacle du chyle, dans le canal thoracique, & dans les veines, ne le font qu'aprés avoir passé par des glandules, où la lymphe s'estant chargée de leurs fermens, les porte dans le chyle & dans le sang, pour y faire toutes les dépurations necessaires.

Outre ces trois fermens,

il y en a encore une quatriéme, qui regarde la propagation de l'eſpece, & qu'on peut appeller le ferment ſeminaire. Comme il eſt deſtiné par la nature à tracer, ou à déveloper les premiers lineamens du corps humain, il eſt fort probable que c'eſt un composé des trois autres fermens, & qu'il participe de leur nature.

De ces quatre fermens, 'l ſe forme des Vapeurs differentes, par les differens caracteres qu'elles reçoivent de leurs cauſes : je les traiteray chacune à part dans des Chapitres differens. Ie parleray premierement des Vapeurs causées par les fermens volatiles du cerveau, qui font la vraye epilepsie, ou mal caduc, 2. des Vapeurs élevées par les fermens glandulaires, 3. des Vapeurs élevées par le ferment de la ratte, ou des Vapeurs mélancholiques, 4. enfin des Vapeurs élevées par les fermens seminaires ou des Vapeurs hysteriques. Mais auparavant il faut resoudre cette importante difficulté de de ſçavoir par où les Vapeurs ſe peuvent porter d'une partie à l'autre, ce que j'eſpere faire dans le chapitre ſuivant.

CHAPITRE IV.

Du chemin par où les Vapeurs ſe portent d'une partie à l'autre.

IL eſt conſtant que les Vapeurs quelques ſubtiles qu'elles ſoient, ne peuvent penetrer les membrânes qui ſeparent les parties de nostre corps l'une de l'autre. Elles sont formées d'un tissu de fibre si serré, que rien ne peut passer au travers, & dans toutes les rarefactions qui s'y font, on les voit s'estendre d'une maniere qui fait bien juger, qu'elles ne peuvent laisser écouler par leurs pôres aucunes parties de la matiere rarefiée.

On sera d'autant mieux convaincu de cette verité, si on considere que toutes les membrânes ont quelque mouvement particulier, dépendant des esprits animaux qui y ſont apportez par les nerfs. On connoiſt aſſez le mouvement periſtaltique des inteſtins, qui ſe fait par le ſerrement ſucceſſif des trois ſortes de fibres qui les compoſent. Pluſieurs Auteurs celebres ſoûtiennent que les veines & les arteres ont auſſi un mouvement periſtaltique, & cette grande quantité de nerfs qui va ſe perdre dans le meſentere, nous marque que cette partie a auſſi ſon mouvement, qui peut ſervir à exprimer les differens ſucs contenus dans les glandes, & à presser le transport du chyle ; des lymphes & du sang.

Or d'autant que les membrânes n'ont point de chair comme les muscles pour introduire les esprits animaux, & que la contraction & dilatation successive de leurs fibres, marquent qu'il faut absolument que les esprits entrent dans leur substance ; il est clair que si elle estoit assez pôreuses pour en permettre la dissipation, elles ne pourroient avoir aucun mouvement, estant d'une neceſſité abſoluë, comme je l'ay déja dit, que ces petits corps élaſtiques ſoient empriſonnez dans une partie, pour la gonfler & y faire le racourciſſement neceſſaire.

Il eſt donc certain que pour concevoir le tranſport des Vapeurs, il faut trouver des conduits qui leur donnent paſſage : mais ſera-ce par les veines & les arteres ? on ne peut pas s'imaginer que ces vaiſſeaux non plus que les autres qui ſont continuellement remplis de liqueurs, puiſſent tranſmettre un ſoufle tres ſubtile & tres agité : à la verité le ſang qu'ils contiennent en pourra eſtre rarefié pour un moment, & ſa circulation retardée ou avancée ; mais qu'elles puiſſent penetrer juſqu'au cerveau, qui eſt le lieu où elles agiſſent & où elles cauſent tant de deſordres, cela ne ſe peut nullement comprendre.

On peut conclure de là qu'il faut neceſſairement avoir recours aux nerfs, comme aux ſeuls canaux qui puiſſent tranſmettre le mouvement des Vapeurs ; & jeſpere que pour peu qu'on faſſe d'attention aux raiſons qui m'ont obligé de prendre ce parti, non ſeulemét on demeurera d'accord, qu'il eſt impoſſible de concevoir d'autres voyes, mais que celles-cy meſmes leur donnent un paſſage trés libre & trés aiſé.

1. Les nerfs ſont les ſeuls tuyaux deſtinez pour les mouvemens prompts & impetueux ; les autres ne ſervent que pour l'écoule-

ment ſeul & ſucceſſif des liqueurs : or les Vapeurs & les eſprits ont des mouvemens entierement ſemblables, n'eſtant les unes & les autres qu'un ſoufle trés ſubtile & trés agité.

2. Il eſt conſtant par l'obſervation exacte des plus fameux Anatomiſtes, contre la ſuppoſition de M. Deſcartes, que les nerfs n'ont aucunes valvules qui puiſſent empêcher le retour des eſprits au cerveau ; il leur eſt donc auſſi facile, de donner paſſage à une matiere agitée,

agitée, qui se porte depuis leur insertion, jusqu'à leur origine que de le donner aux esprits animaux qui se portent de leur origine à leur insertion.

C'est ce qu'on n'aura nulle peine à comprendre si on fait un peu d'attention à la structure des nerfs. Car ces parties ne sont composées que d'un nombre infini de fibrilles réunies dans la substance moüelleuse du Cerveau, & répanduës par tout le corps, pour y transmetre les esprits necessaires aux fonctions animales. Chaque nerf eſt donc compoſé d'un grand nombre de ces fibrilles enveloppées d'une double membrâne, qui leur ſert de tuyau & qu'on pretend n'eſtre qu'une production de celles qui envelopent le cerveau. Dans toutes les diviſions des nerfs cette membrâne ſe diviſe auſſi, & de la ſorte envelope juſqu'aux moindres de leurs ramifications, juſqu'à ce que chaque petit rameau s'aille perdre dans la partie à laquelle il eſt deſtiné; & là, cette membrâne qui le couvroit s'étend ſur toute la partie : ainſi comme il n'y a aucun endroit animé dans noſtre corps, ſur lequel un grand nombre de fibrilles ne ſe portent, il n'y en a point qui ne ſoit couvert de la membrâne étenduë de ces fibrilles, & cette extention de membrâne à l'extrémité du nerf qu'elle couvre, reſemble aſſez bien à un tuyau dont l'extrémité ſeroit élargie en forme d'entonnoir.

On peut fort bien concevoir enſuite, que s'il ſe fait une fermentation violente dans toute l'étenduë de la partie que couvre cette membrâne, les Vapeurs qui en échaperont, pourront bien ſans peine eſtre determinées à ſe porter le long du nerf vers ſon origine, & qu'elles ne trouveront pas d'autre reſiſtãce que celle des eſprits qu'il contient toûjours dans l'intervalle de ces fibrilles.

On dira peut-eſtre que les nerfs n'eſtant deſtinez que pour le paſſage des eſprits, qui ſont les parties les plus ſubtiles & les plus delicates de toutes les liqueurs de noſtre corps; l'intervalle des fibrilles, & l'étenduë interieure de la membrâne, n'auront que ce qu'il faut d'espace pour leur écoulement, & qu'ainsi les corpuscules plus grossiers comme sont toutes les Vapeurs, trouveront ces chemins trop étroits pour y pouvoir continuer leur mouvement.

Je répons à cela que pour faciliter le passage des matieres spiritueuses, élastiques, & rarefiées, il faut des pôres incomparablement plus grands qu'ils ne devroient estre par raport à la grosseur de leurs parties, ſans avoir égard à leur agitation ; par ce que ces matieres étant dans un mouvement continuel & violent de leur corpuſcules dans toutes les d'éterminations imaginables, & principalement dans le temps qu'ils n'ont point de détermination directe, ce qui arrive aſſez ſouvent ; il faut neceſſairement que les pôres qui les contiennent ſoient aſſez grands, pour leur donner un eſpace libre pour leur agitation : autrement, leurs parties eſtant contraintes de ſe raprocher, & leur mouvement de ſe ralentir, elles ſe reſoudroient en eau, & ne composeroient plus qu'une liqueur impropre, aux uſages pour leſquels la nature les a formées avec tant d'artifice.

Il me ſemble qu'on doit conclure de tout cecy, qu'il eſt bien plus difficile de comprendre, comment il ſe peut faire une fermentation dans noſtre corps hors des vaiſſeaux, ſans qu'il s'en éleve des Vapeurs au cerveau : car pour peu qu'on ſoit pe[illegible]adé, que dans le mouvement violent des parties, il ſe fait des détachemens de corpuſcules, qui acquierent du moins autant d'activité que les eſprits animaux ; & pour peu qu'on ſçache qu'un corps qui eſt mis en mouvement, eſt déterminé à ſe porter vers le lieu où il trouve le moins de reſiſtance ; on concluera aiſément, que ces petits corps écartez, rencontrant de tous coſtez des membrânes qui leur ferment entierement le paſſage, & de l'autre des eſprits qui n'ont pas plus de mouvement qu'eux, & beaucoup moins de force & de violence, ils doivent necessairement estre determinez de ce costé-là. En effet il ne se devroit pas faire de fermentation hors des vaisseaux sans ces suittes, & si on en voit quelques fois, comme dans les coliques violentes, c'est où parce que ces boüillonnemens de matiere estant subits & violens, il se fait des parties les plus grossieres accrochées ensembles, une espece d'ecume qui bouche l'orifice du nerf où elle eſt pouſſée ; ou encore parce que la dilatation eſt ſi grande dans la membrâne, que ces extrémitez ſont contraintes de ſe rapprocher ; & qu'ainſi la partie qui couvre les fibres réunis pour faire le nerf, ſe ferme exactement comme une bourſe.

Enfin la derniere preuve eſt la ſimpatie de pluſieurs endroits de noſtre corps, qui ſont attaquez & ſouffrent en meſme temps de l'irruption d'une Vapeur : or ces parties n'ont aucune communication immediatte les unes avec les autres que par le moyen des nerfs, & particulierement des nerfs vague & intercoſtaux qui ſont les ſeuls qui tranſmettent les Vapeurs dont je dois parler icy : ainſi nous voyons les preſſemens de gorge dans les Vapeurs hyſteriques, & les interceptions quelquesfois entieres du pouls & de la reſpiration, & tous ces accidens ſont ſi prompts qu'ils ne ſe peuvent abſolument comprendre, ſi on ne conçoit des canaux qui donnent paſſage à une matiere agitée laquelle ſe porte immediatement de l'une à l'autre. Mais nous expliquerons ce cy plus particulierement , lorſque nous parlerons des Vapeurs en particulier.

CHAPITRE V.

Des Vapeurs excitées par les Fermens volatils ou de l'Epilepſie.

JE ne pretens parler icy que de l'Epilepſie idiopatique, dont la cauſe eſt dans le Cerveau, & que je croy la ſeule qu'on doive nommer vraye Epilepſie ou mal Caduc. Je parleray dans la ſuitte des autres ſortes d'Epilepſie qu'on appelle ſympatiques, parce qu'elles tiennent des meſmes cauſes qui produiſent les autres Vapeurs.

L'Epilepſie eſt une convulſion univerſelle de tout le corps, avec une perte entiere de toutes les fonctions animales.

La cauſe immediate de cette convulſion eſt une fermentation prompte & violente, excitée dans la ſubſtance du cerveau par le mélange des esprits animaux avec des fermens étrangers, qui y sont portez de quelque partie voisine de la substance medullaire. Cette fermentation se communique avec rapidité dans tout le genre nerveux, & y produit des mouvemens violens & involontaires. Je vais expliquer le plus clairement que je pourray mes conjectures, sur la nature & sur les causes de cette sorte d'Epilepsie ; sans toutesfois pretendre ni icy, ni ailleurs, que mes sentimens passent pour des decisions : heureux seulement si je puis d'écouvrir quelque route qui facilite à de plus habiles gens que moy, les moyens de travailler avec succés à la cure de cette cruelle maladie.

Le sang & le chyle, aprés avoir receu toutes les dépurations necessaires, par les fermens qu'ils reçoivent dans leur chemin des vaisseaux lymphatiques, & aprés s'estre mélez ensemble dans la veine axillaire, souffrent la derniere & la plus forte de toutes les effervesccence dans le ventricule gauche du cœur, par le moyen des parties nitreuſes & volatiles de l'air, introduites par les pôres ſerrez des membrânes du poulmon, avec la matiere celeſte dégagée des parties groſſieres qui retardoient ſon activité. C'eſt dans ce mélange admirable, que conſiſte cette flâme celeſte & ce ſoufle vital qui entretient la vie du corps animé. C'eſt la nourriture des parties ſpiritueuſes de noſtre corps, comme le boire & le manger ſont la nourriture des parties grossieres. Enfin on peut assurer que c'est dans l'action continuelle de cette flâme invisible, sur les parties de nostre sang dans le cœur, qu'est contenuë la source, & le principe de la vie sensitive & vegetale de l'animal : ce qui rend la respiration d'une necessité si absoluë, que jamais elle n'a pû estre arrestée un temps considerable qu'il n'en ait coûté la vie. Dans cette effervescence que le sang reçoit, toutes ses parties sont exaltées & les plus volatiles emportées par l'aorte aſcendante, & aprés avoir eſté diviſées dans pluſieurs rameaux, elles font mille détours dans les plexus des membrânes du Cerveau, afin que les moins agitées puiſſent s'arreſter en chemin : enſuite, elles ſe répandent dans toute la ſubſtance cendrée ou corticale, laquelle n'eſt qu'un compoſé d'un nombre infini de petites glandules. C'eſt là que les ſels volatiles ſe filtrent par les pôres de ces glandules, qu'ils ſe ſeparent des phlegmes dont ils étoient chargez, & des parties salines plus grossieres & moins volatiles ; qu'ils se répandent avec toute la pureté & toute l'agitation imaginable dans la substance moüelleuse du cerveau, qui n'est qu'un faisseau de toutes les fibres nerveuses, & qu'ils remplissent non seulement tout l'intervale de ces fibres pour y faire les fonctions animales, mais aussi tous les ventricules du Cerveau, où ils sont comme dans un espece de magazin destiné à reparer la dissipation continuelle qui se fait de ces substances volatiles.

La partie corticalle du cerveau est donc toûjours abbrevée, des particules aqueuses & salines qui restent de la derniere dépuration des esprits ; & les glandules qui la composent, s'en déchargent continuellement par des vaisseaux excretoires dans les veines jugulaires, pendant que le plus épais porté dans les processus mammillaires & dans la glande pituitaire, forme cette mucosité du nez & de la bouche, dont les membrânes de l'un & de l'autre sont continuellement enduites ; si ce n'est que par un vice de conformation, ou par quelque matiere grossiere, ces vaisseaux excretoires se trouvent bouchez, & qu'un grand nombre de ces glandules demeurent chargées de leurs excremens, qui peuvent mesme encore estre augmentez par l'affluence continuelle des parties les plus grossieres des esprits, qui sont poussées vers la superficie de la moüelle par le mouvement des autres, comme le tartre est poussé contre les parois du tonneau par l'ébullition du vin qui se purifie.

Alors ces excremens qui n'ont point leur écoulement libre, s'aigrissent par leur long sejour, & leurs sels aprés s'estre suffisament exaltez deviennent assez fermentatifs, pour causer le desordre que nous voyons dans les esprits animaux, lorsque ce suc est exprimé & répandu dans la ſubſtance moüelleuſe & dans les ventricules.

J'ay neanmoins de la peine à me perſuader, que leur ſeule exaltation ſuffiſe pour les rendre capables de produire des effets ſi ſurprenans; & je croy qu'il y a preſque toûjours quelque ferment malin & veneneux caché dans ces glandes, qui corrompt par ſa contagion les ſucs qui y ſejournent long-temps, lequel ferment peut eſtre hereditaire, c'eſt à dire imprimé par le vice des parens dans la premiere conformation du cerveau, comme il peut encore avoir esté transporté du foyer des humeurs noires dans les enfans, ou de celuy de quelqu'autre humeur maligne dans les personnes âgées.

Ces matieres ainsi disposées à troubler l'ordre & le mouvement reglé des esprits, peuvent sejourner long temps dans leur foyer sans qu'on s'en apperçoive : car quelque malignité qu'elles ayent, comme elles sont dans une partie dénuée de sentiment, elles ne causent

ſent aucune douleur, & ne ſe pouvant pas décharger dans le ſang, elles ne le ſçauroient fermenter. Elles ſéjournent donc toûjours dans leurs glandes, tant que rien ne les détermine à ſe répandre; & tout ce qu'elles peuvent faire, eſt de détacher de temps en temps quelques legeres Vapeurs vers le ſiege des eſprits, & y exciter un déreglement leger qu'on appelle Vertige, ou cauſer une forte migraine en les déterminant vers les membrânes : ainſi l'on voit que les frequentes apparences de ces accidens, sont quelquesfois les avant-coureurs de l'Epilepsie : mais il faut dire aussi, que ce sont des signes fort équivoques; ces sortes de maux ayant mille autres causes qui les peuvent exciter, & qui n'ont aucun raport à l'Epilepsie.

Mais lorsque par quelque cause excitante, ces glandules pleines sont pressées; comme toutes les autres voyes sont fermées, le suc malin se répand infailliblement dans les espaces du

Cerveau occupez par les esprits animaux. C'est là qu'il se fait une fermentation violente, qui trouble entierement tout leur ordre, & toutes les regles de leur mouvement : Ainsi l'ame dans une si grande sedition des instrumens immediats de ses fonctions, n'en peut exercer aucune, & l'agitation confuse des extrémitez des nerfs, au mouvement reglé desquelles sont attachées toutes ses perceptions, & qui sont alors frappées toutes ensemble avec violence, fait qu'elle ne ſent rien ; parce qu'elle ne ſent rien de diſtinct ; & déconcertée comme un genéral dans la déroute entiere de ſon armée, elle ne donne aucuns ordres, & abandonne tous les mouvemens volontaires au cours dereglé & impetueux des eſprits, leſquels ſe portant dans tous les muſcles avec la matiere qui les fermente, y produiſent ces agitations violentes & involontaires dont le détail ſeroit inutile, parce qu'on comprend aſſez ce que des eſprits fermentez peuvent produire.

L'écume qui ſort dans ce tems là par la bouche, eſt cauſée par le mêlange des eſprits qui ſe portent dansles glandes ſalivaires avec la ſalive qu'elles contiennent; & ces eſprits ſortant avec impetuoſité par l'extrémité des nerfs, arefient ce ſuc & forment l'écume que nous voyons.

On voit aſſez par ce qui vient d'eſtre dit, que les cauſes qui peuvent exciter les accés epileptiques, ſont celles qui peuvent déterminer la matiere à ſe répandre dans la moüelle du Cerveau. Elles ſont de deux ſortes, ſcavoir la compreſſion des glandules, & l'agitation trop forte du ſang qui s'y porte : ainſi les chûtes, l'air froid, la trop grande repletion des veines & des ſinus, la fiévre, les paſſions de l'ame, & particulierement la colere, qui porte un ſang rarefié au Cerveau, & la peur ſubite qui retire tous les eſprits dans leur centre, l'excés du vin, & tous les autres déreglemens qui empliſſent le Cerveau de ſang & d'eſprits, ſont les cauſes ordinaires des invasions de cette maladie.

Mais la plus frequente, & celle qui fait le plus souvent la regle des retours Epileptiques, est je l'avoüe la plus difficile à expliquer. Ce sont les conjonctions & les oppositions de la Lune dont je parle ; car aprés les experiences journalieres que nous en avons, on ne peut pas se tirer d'affaire en niant le fait. Il vaut donc mieux montrer nostre bonne foy en donnant pour vray-semblable, une raison qui n'est pas entierement d'émonſtrative, que de couvrir noſtre ignorance & pretexter noſtre pareſſe, en niant une choſe dont tout le monde eſt contraint de convenir.

Il eſt certain que dans ces temps de la conjonction & de l'oppoſition de la Lune, le Cerveau eſt plus ample qu'à l'ordinaire; or il ne le peut eſtre, que parce qu'il s'y porte une plus grande abondance de ſang que dans les autres temps, & comme c'eſt la rarefaction du ſang, & ſon exaltation qui le determinent à ce porter vers cette partie, on doit conclure de là, qu'il faut qu'il y aye une cause dépendante de ces situations de la Lune, qui exalte & rarefie le sang. Apres cela je puis me servir du même principe, dont s'est servi un grand Philosophe, pour expliquer le flux & le reflux de la Mer, & dire que le mesme pressement de l'air, qui a dans ces temps là assez de force pour pousser une si prodigieuse quantité d'eaux, aura bien celle d'exprimer, & d'introduire dans nostre cœur, une plus grande quantité de matiere ſubtile char-gée de ſes atômes nitreux & élaſtiques, qui augmente-ront cette effervescence na-turelle dont j'ay parlé : & on n'aura pas de peine à trou-ver cette raiſon fort vray-ſemblable, ſi on conſidere d'un côté que dans le preſſe-ment de l'air ſes parties ſont approchées, & que par con-ſequent la matiere qui rem-pliſſoit leurs intervalles doit eſtre exprimée, & contrain-te d'entrer dans les corps, que leur ſolidité rend exempt de la meſme preſſion ; & ſi un autre costé on se soutient que dans nos maladies, il se fait toûjours un mouvement plus violent dans ce temps là qui accelere les crises ou la mort, & que mesme les Laboureurs & les Jardiniers ont de tout temps observé, que les vegetations des plantes sont beaucoup plus fortes & plus promptes que dans les autres temps.

Dans cette fermentation, & ce combat violent qui se passe dans le Cerveau, si la Matiere epileptique gagne le dessus, & si les esprits animaux ne peuvent pas l'écarter à cause de son excessive quantité & de la trop grande solidité de ses parties; alors l'Accés epileptique se termine en une funeste Apoplexie, dont il est presque impossible de revenir; mais si les esprits animaux l'emportent & écartent cette matiere, ils en poussent une partie dans les nerfs, qui fait pendant quelque temps une espece de paralisie, tandisque l'autre partie est déchargée par le nez & par la bouche; quelque fois mesme il s'en fait un dépost considerable dans les veines qui fermente le sang à son tour, & allume cette fiévre salutaire dont Hipocrate a parlé, lorsque il a dit, *melius est febrem convultioni supervenire, quam convultionem febri.*

Aprés avoir expliqué la cause immediate de l'Epilepsie, & ses causes excitantes, il ne sera pas dificile de oncevoir qu'elles peuvent stre ses causes primitives; ı on considere, que ce sont outes celles qui qui peuvent rocurer le transport &

l'amas de ces fermens malins dans les glandules cendrées du Cerveau. La plus ordinaire de toutes est la contagion hereditaire des parens. L'approche trop frequente de personnes attaquées de ces accés est encore souvent contagieuse, parce qu'il sort toûjours quelques portiós de ces fermens par le nez & par la bouche, qui peuvent estre reçûs dans le Cerveau, & y faire dans la suite un foyer. Le trop long sejour des humeurs noires dans les enfans en sublime une portion au

Cerveau, qui leur fait des accés dont les retours peuvent ſe continuer juſqu'à quatorze ans, mais qui rarement paſſent cét âge là : Enfin on peut compter au nombre de ces cauſes, les violens chagrins, & les excés de vin, mais ſur tout l'uſage immoeré de l'eau de vie, principalement à jeun, & j'ay rearqué que de tous ceux qui en uſent ſans diſcretion, peu 'chapent à cette maladie ſur e déclin de leurs jours. La aiſon que j'en trouve, eſt ue l'eau de vie contient un phlegme chargé de corps ignées, & d'un tartre brûlé & exalté, lequel est emporté par son esprit jusqu'au Cerveau, & s'arrestant dans les glandes, y fait un levain fort propre aux Accés epileptiques.

Peut'estre qu'on trouvera que je n'ay pas assez prouvé mon systême sur le foyer de l'Epilepsie, & qu'aprés en avoir déterminé le lieu, je n'ay pas apporté assez de raisons pour l'établir : mais je répons que peu de gens doutent de ce que j'ay avancé ce à l'égard du Cerveau, parce qu'en ſuppoſant ailleurs, & dans le voiſinage meſme de cette partie la cauſe des Accés epileptiques, il eſt impoſſible d'en expliquer l'invaſion & le progrés : car il n'y a dans ſon voiſinage que les membrânes & le crâne, qu'on pourroit ſoupçonner d'avoir ſervi à la collection du Levain epileptique : neanmoins on ne peut pas concevoir qu'il puiſſe ſejourner long temps dans les membrânes, puis qu'elles n'ont ny glande ny cavité où une humeur puisse estre retardée, & que d'ailleurs le moindre suc fermentatif qui les atteint, y excite une douleur insuportable ; il n'y a rien de plus probable à l'égard des sinus, car n'estant que les vaisseaux sanguinaires mesmes dilattez, où le sang se met au large pour retourner à loisir vers le cœur ; un ferment qui y séjourneroit ne pourroit causer que la fievre, ou s'il se dégorgeoit dans le Cerveau, il l'innonderoit de sang, & feroit une Apoplexie sanguine.

Je ne puis non plus con-
evoir qu'une humeur ar-
estée entre les membrânes
le crâne, puisse estre la
ause de cette maladie. Car
utre que je ne trouve au-
un passage de cet endroit
u Cerveau, elle ne pourroit
raverser les meninges sans
causer beaucoup de dou-
eur, ce que nous ne remar-
uons point dans les In-
asions epileptiques, & si
uelques fois on a remar-
ué de l'eau dans cette par-
ie, à l'ouverture du crâne
e personnes mortes de

cette maladie, ce n'est tout au plus que des Vapeurs condenseés, ou des eaux épanchées par la rupture de quelques vaisseaux lymphatiques, qui probablement ne manquent pas dans cet endroit.

On pourroit encore objecter que quand aprés un coup reçû, le sang épanché entre le crâne & la dure mere se corrompt, il se fait assez ordinairement une convultion : mais si on remarque que cette convultion ne se fait, que parce que toute la substance du

Cerveau étant pressée par le sang rarefié dans sa corruption, les esprits sont exprimez & poussez impetueusement vers les nerfs, & que d'ailleurs cette sorte de convultion ne se fait jamais sans de grandes douleurs, on verra aisément qu'il y a beaucoup de difference entre ces accidens & les accés de l'Epilepsie.

CHAPITRE V.

Des Vapeurs élevées par les fermens glandulaires.

LEs glandules qui contiennent les fermens necessaires pour la dépuration du chyle & du sang, les reçoivent du sang mesme, chargez de corps terrestres & aqueux, pour estre purifiez & exaltez dans la propre substance de ces glandes, & pour estre ensuite dissous par la lymphe qui les penetre, & portez dans les lieux où se fait l'insertion des vaisseaux lymphatiques avec les conduits du chyle & les veines.

Si la lymphe qui les dissout n'estoit auparavant chargée d'aucuns sels, quelque dépravation qui arrivast à ces fermens glandulaires, il ne se feroit aucune effervescence. Mais on ne peut pas concevoir, qu'une eau qui circule avec le sang, & qui a passé par toute l'habitude du corps, ne soit pas empreinte de beaucoup de ſels, tant de ceux qu'elle a puiſez dans le ſang, que des eſprits animaux reſous, & qui ont perdu leur mouvement dans les chairs.

Il ſe fait donc une rencontre continuelle de deux fermens, dans le paſſage des vaiſſeaux lymphatiques par les glandules, & ſi ces fermens ſont d'une meſme configuration, comme il doit arriver dans une conſtitution ſaine, n'eſtant deſtinez par la nature qu'à un meſme uſage, il ſe fera une diſſolution

tion, & un mélange paiſible, comme je l'ay dit : mais ſi quelqu'un de ces fermens dégenere, alors leur union ne ſe pourra faire ſans une efferveſcence, dont les Vapeurs s'éleveront plus ou moins fortes, ſelon la force ou la foibleſſe du combat de ces fermens.

On conclut aiſément de là, que la cauſe des Vapeurs glandulaires eſt la dépravation des fermens contenus dans les glandes, où de ceux qui y ſont apportez par les vaiſſeaux lymphatiques.

Les causes de cette dépravation, sont, ou la disposition à s'exalter qu'ils ont acquise dans le sang mesme, par l'usage des alimens trop chauds ou trop actifs, particulierement des acides, par les veilles, par les exercices violens, enfin par toutes les causes qui rendent le sang trop agité & trop subtile; ou le trop long séjour de ces mesmes fermens dans les glandes, & par l'obstruction des vaisseaux lymphatiques qui les y portent. La lymphe mesme peut n'estre pas suffisante pour les dissoudre, ou par sa trop petite quantité, ou parce qu'elle se trouve déja trop empreinte de sels ; & d'un autre côté les vaisseaux lymphatiques y peuvent apporter un ferment vicié, produit des excrémens d'une fiévre, qui n'auront pas esté poussez de hors par les sueurs, ou de plusieurs humeurs corrompuës, qui se seront trouvées dans l'habitude du corps.

Si la fermentation est legere, il se fera un détachement des corpuſcules les plus volatiles, leſquels n'ayant pas beaucoup de diſproportion avec les eſprits contenus dans les nerfs, ne feront qu'augmenter leur mouvement ſans y cauſer aucune dépravation ſenſible : ils changeront ſeulement leur détermination directe, en toutes ſortes de déterminations, & remontant juſqu'au Cerveau, ils y exciteront une alteration legere qu'on appelle Etourdiſſement, pendant que les autres parties heurtant contre les membrânes des nerfs,

& se portant jusqu'à celles du Cerveau, y exciteront un sentiment de chaleur un peu plus incommode.

C'est là proprement, cette maladie, qu'on appelle Chaleur d'entrailles, entrailles fumantes & échauffées; la plus legere, & la plus commune de toutes les Vapeurs, & à laquelle on n'a point encore déterminé de foyer. Car on sçait assez que les parties de nostre corps, n'ont de chaleur que ce qu'elles empruntent du sang arteriel qui s'y porte, & par consequent que le cœur en estant le seul principe, s'il s'en trouve d'extraordinaire dans nostre corps, elle ne peut estre que l'effet de quelques fermentation particulieres.

Ensuite si on veut bien considerer les effets de cette prétenduë chaleur d'entrailles, on verra clairement qu'elle ne peut estre produite, que par des corpuscules agitez dans les nerfs vague & intercostal : En effet on sent cette chaleur se répandre dans toutes les parties où se portent ces nerfs, à l'exclusion de toutes les autres : ainsi on sent une chaleur à la teste, au visage, à la poitrine, & dans toutes les entrailles, lorsque bien souvent les pieds & les mains ont un ressentiment de froideur.

Ces sels volatils agitez, repoussant les esprits qui se portét vers les plexus mesenteriques, & qui font le mouvement peristalique des intestins; cè mouvement cesse ordinairement, ou est considerablement diminué; c'est pourquoy le ventre est fort pareſſeux dans le temps que ces Vapeurs ſont frequentes. Ces meſmes ſels empêchent auſſi fort ſouvent le cours des eſprits qui ſe portent au ventricule, & qui donnent le mouvement aux diſſolvans qu'il contient ; ainſi ces diſſolvans n'ayant point leur agitation ordinaire, la digeſtion demeure lente & tardive, & l'Eſtomach ſe remplit de matieres cruës qui n'ont pû eſtre aſſez ſubtiliſées.

C'eſt là un phênomene qui pouſſe tous les jours about les Medecins qui s'en tiennent aux anciennes opinions : car il eſt impoſſible de concevoir par leurs principes, comment une partie environnée des entrailles chaudes & fumantes, peut acquerir & conſerver une intemperie froide, & je croy cependant l'avoir aſſez clairement expliqué, à une petite difficulté prés qui n'eſt pas malaiſée à reſoudre, puis qu'elle ſe reduit à dire, que les routes des eſprits eſtant ſeparées dés le Cerveau, les Vapeurs qui repouſſent les eſprits contenus dans le plexus meſenterique, ne rencontreront pas ceux qui ſe portent vers l'Eſtomach pour les repouſſer. Mais ſi on conſidere, que ces deux plexus ſont les rameaux d'une meſme branche, on concevra aiſément, que les eſprits rarefiez dans le tronc meſenterique uni au tronc ſtomacal le preſſeront, & rendant l'intervale de ſes fibrilles plus eſtroit, pourront bien intercepter le paſſage de ceux qu'il contient.

Outre cela, comme il y a une ſympatie merveilleuſe

entre les differentes parties animées des rameaux d'un mesme tronc. Il est indubitable que leurs esprits ont des passages de communication pour entretenir cette sympatie ; & je croy avec assez de probabilité, que ces extentions de nerfs, qu'on appelle Plexus glandiformes & qui se rencontrent à toutes les divisions considerables, sont comme autant de carrefours, pour ainsi dire, où les esprits se peuvent détourner d'un nerf dans un autre : ainsi les Vapeurs sans aller juſques au Cerveau, peuvent parcourir tous les nerfs qui dépendent du vague & de l'intercoſtal.

Si l'effervescence eſt plus violente, les Vapeurs qui s'éleveront ſeront compoſées d'atômes plus ſolides, & plus fermentatifs. Elles repouſſeront les eſprits avec plus de force vers le Cerveau, parce qu'elles auront plus d'agitation & de ſolidité : & ces eſprits repouſſez, cauſeront un dereglement conſiderable dans le mouvement de ceux qui ſont estinez pour les sentations; de là naistront les vertiges, les bourdonnemens d'oreilles, & les autres dépravations des sens. Souvent mesme ces Vapeurs montent elles-mesmes jusques au Cerveau, & s'écartant vers ses membrânes, y font des douleurs de teste insupportables, pendant qu'une partie répanduë dans tous les autres rameaux des nerfs, se porte tantost au ventricule où par une sorte d'irritation elle excite le vomissement, tantost aux muſcles du cœur, pour y faire, ou des palpitations ou des sincopes, tantost aux nerfs recurrens & aux rameaux des poûmons, où elle fait un déreglement considerable dans la respiration. Enfin quelques fois aux nerfs qui lient les veines & les arteres, ce qui fait paroistre le visage ou rouge ou pâle, selon qu'elle accelere, ou retarde le mouvement du sang.

Enfin ces fermentations peuvent devenir si violentes, que toute la substance des fermens s'évaporera avec une grande impetuosité. Alors si ces matieres agitées se trouvent enfermées dans des membrânes, elles causeront ces Coliques si douloureuses, à qui les Anciens ont donné le nom de Coliques bilieuses bâtardes. Et il ne faut pas s'étonner si les douleurs en sont excessives, puisque ces matieres rarefiées, outre leur nature piquante & corrosive, font une extension fort considerable dans les membrânes. Et que dailleurs si elles s'échapent dans les nerfs, elles y font une fermentation si grande avec les esprits, qu'elles écartent les membrânes des nerfs, autant qu'elles peuvent estre écartées, ce qui doit causer necessairement des douleurs insuportables, parce qu'elles tiennent par ce moyen les nerfs tellement accourcis & roidis, que toutes les évacuations qui en dépendent, comme celles des excremens & de l'urine sont entierement supprimées, & que mesme le

pilore

pilore ſe trouve ſi exactement fermé, que rien ne peut ſortir de l'Eſtomach, ſi ce n'eſt par le vomiſſement.

Mais ſi ces fermens reduits en Vapeurs s'élevent juſques au Cerveau, alors ils y produiſent tous les effets que nous avons expliquez dans le Chapitre de l'Epilepſie. Ils peuvent meſme ſe répandre dans tous les muſcles ſans aller au Cerveau, par la communication que ces nerfs ont avec ceux de tout le corps ; ainſi ſans que le Cerveau en souffre; nous voyons fort souvent dans cette maladie des mouvemens convulsifs de tous les membres, & lors que ces Vapeurs perdent peu à peu leur mouvement & commencent à se condenser, alors se trouvant embarassées dans les nerfs, elles bouchent le passage des esprits & font la Paralysie, qui est ordinairement la suite funeste de ces maux.

On peut compter pour causes de cette grande maladie, une obstruction inveterée qui arreste long-temps ces fermens dans les glandules, & qui fait qu'ils se corrompent au point de devenir extrémement acides & fermentatifs, principalement si on ajoûte à cela un usage trop frequent d'alimens & de boissons trop acides; & comme j'ay dit au commencement, que ce qui faisoit en partie la force des grandes fermentations, estoit le defaut d'humidité qui sert à émousser l'activité des fermens, il est probable que dans ces occasions, la lymphe vient en tres-petite quantité, en comparaison des sels qu'elle apporte. Mais la plus considerable & la plus ordinaire de toutes les causes, c'est la lymphe mesme, qui se trouve chargée d'un levain febrile qu'elle aura dissous dans le sang, & qui aprés avoir reçu une augmentation de malignité par une longue fiévre, sera reporté par les vaisseaux lymphatiques dans les glandes: ainsi nous voyons fort ordinairement que cette maladie est la suite d'une fiévre donc les criſes auront eſté imparfaites.

Quoy que tout ce que j'ay dit s'entende de toutes les glandes, il y a quelque choſe de particulier à dire de celles du ventricule, car outre qu'elles ſont ſujettes aux meſmes fermentations, & par conſequent à élever toutes les ſortes de Vapeurs que j'ay expliquées, elles ont outre cela une cauſe particuliere, qui fait que cette partie eſt la plus vapôreuſe de tout le corps; c'eſt l'affluence continuelle des alimens qui doivent eſtre diſſous & reduits en chyle par ſon ferment glandulaire, car comme ces alimens ont une infinité de ſels differens, il eſt impoſſible que dans la diſſolution qui s'en doit faire, il n'y aye pas de fermentation. Mais tous ces ſels eſtant encore cruds & embaraſſez des autres élemens, & eſtant outre cela inondez d'une grande quantité d'humidité, il arrive que dans les digeſtions ordinaires la fermentation n'eſt pas grande, & que les Vapeurs qui s'en élevent ſont douces & humides, en ſorte meſme que la plus grande partie ſort par la bouche, ou s'attache au dedans de l'eſophage qu'elle humecte, n'y ayant que ce qui touche immediatement la membrâne veloutée ou interieure, qui monte le long des nerfs juſques au Cerveau, & qui moderant l'activité des eſprits, fait en partie le ſommeil qui nous occupe aprés le repas: je dis en partie, parce que la cauſe principale de cet aſſoupiſſement, eſt le meſlange d'un chyle nouveau avec le ſang, qui le rafraichit & le rend moins propre à former des eſprits.

Mais s'il ſe rencontre ſoit dans les alimens, ſoit dans les humeurs qui ſe déchargent dans l'Eſtomach quelques fermens viciez & & corrompus : Alors ſelon le degré de leur corruption, il s'élevera des Vapeurs plus ou moins violentes, qui ne differeront de celles dont j'ay parlé, que parce que leur cauſe peut eſtre facilement évacuée par le vomiſſement,

ſement, ou par le cours de ventre. On en peut dire autant des humeurs vicieuſes & du chyle corrompu, dont les glandes des inteſtins ſont fort ſouvent breuvées; c'eſt ce qui fait ue les diarrhées & les diſenteries, ſont preſque toûours precedées & accomagnées de Vapeurs.

CHAPITRE VII.

Des Vapeurs mélancoliques, élevées par le ferment Splénique.

LA Ratte eſt un viſcere ſpongieux deſtiné à recevoir les parties les plus groſſieres du ſang, c'eſt à dire ſon ſel fixe joint à ſes parties terreſtres, pour l purifier & le renvoyer dan la maſſe ſanguinaire, dont i doit moderer la trop grand volatilité, pour le tenir dans un mouvement proportionné aux besoins de nostre machine.

On pourroit dire qu'elle est située pour cet effet au dessous du cœur, parce que le sel fixe par sa pesanteur prend toûjours le bas, mais il y a trop de choses à dire contre cette proposition, pour en faire un principe de Doctrine; ce qu'il y a de certain, est qu'elle reçoit la premiere branche considerable de l'aorte, parce que pendant que le sang est dans la force de l'effervefcence qu'il a reçûë au cœur, il doit écarter les parties grossieres qui nuisoient à son mouvement, & les pousser dans le premier & plus facile détour qui se trouve en son chemin. Cette partie est composée d'un nombre infini de petites cellules ou cavitez, separées par des fibres d'une force considerable, & par une chair spongieuse, afin que ce ferment fixe puisse se purifier & s'exalter à loisir; c'est pour cette raison qu'elle reçoit un nombre ſi prodigieux d'arteres du tronc celiaque, qu'un Moderne en a compté juſques à quatre mille, & qu'elle renvoye tres peu de veines à proportion. Par ces veines, qui ſont des rameaux de la veine porte, elle rend ſon ferment purifié & dégagé de ſes parties terreſtres. Les corpuſcules les plus acides de ce ferment, ſe portent dans l'Eſtomach par le vas bréve. Les plus peſantes deſcendent par le rameau hemorrhoïdale, & le reſte ſe répand dans tout le ſang contenu dans la veine porte; lequel ayant esté de son côté dégagé de ses parties sulphureuses & inflâmables dans le foye, porte ensuite dans la veine cave & dans le cœur, un rafraîchissement qui n'est pas moins considerable, que celuy qui y est porté par le chyle.

Qu'on ne m'objecte pas que cette distribution du suc splenique repugne aux loix de la circulation: Car toute personne qui examinera de prés la veine porte, qui est d'une étenduë si conſiderable en comparaiſon des arteres qu'elle reçoit, & qui ſert de veine aux arteres celiaque & meſenterique, & d'artere à la veine cave; la concevra facilement comme un grand lac ou étang, où les eaux quoy qu'elles viennent d'un ruiſſeau, & retournent dans un autre, ne laiſſent pas de paroiſtre en repos, & d'eſtre capables de toutes les déterminations qu'on voudra leur donner: & ſi on ajoûte à cela qu'on ne trouve point de valvules dans ſes rameaux, qui empeſchent le retour du ſang, on n'aura pas de peine à comprendre, que la peſanteur des parties les plus fixes du ſuc ſplenique, les détermine à tomber dans le fond de la veine hemorrhoïdale, où le ſang arteriel qui s'y porte, ne pouvant pas les faire remonter, les pouſſe à côté, & dilatte par cet effet les membrânes de cette veine : pendant que le moins fixe eſt porté par un conduit droit & court dans l'Eſtomach, pour ſervir avec ſon ferment glandulaire, de diſſolvant aux alimens les plus ſolides.

Je me ſuis un peu étendu ſur l'uſage de la Ratte, parce que c'eſt l'article ſur lequel les Phyſiciens ſont le moins d'accord : cependant je me flatte que mon ſentiment ſera trouvé le plus raiſonnable, par ceux qui ſans aucune prevention, feront une attention ſerieuſe, tant ſur ce que je viens de dire, que ſur la couleur noire de cette partie, ſur ſes obſtructions frequentes, & ſur les cancers dont elle eſt ſi ſouvent attaquées: car tout cela montre évidemment qu'elle doit estre le receptacle des sels fixes & grossiers, qui luy donnent cette couleur, & dont la coagulation & l'exaltation excessive, sont les veritables causes des maladies, qui luy sont particulieres.

Lors que ces sels sejournent plus long-temps qu'ils ne doivent, dans quelqu'une des cellules ou grands pôres de la Ratte; ils y acquierent plus d'acidité, qu'il ne leur en faut: ainsi quand ils ſont déterminez par quelque cauſe à ſe meſler avec les autres, il s'y fait une fermentation & une dilatation dautant plus grande, que tous ces ſels ſont extrémement élaſtiques & ſolides, & que le grand nombre d'arteres qui s'y porte, leur fournit une grande quantité de matiere celeſte pour les remüer.

Il faut remarquer (& cela ſe doit appliquer à tout ce que j'ay dit cy-devant) qu'il ſuffit que des ſels pour fermenter, acquierent plus d'acidité que n'en ont ceux avec lesquels ils se meslent: dautant que l'excés de leur acidité, ne consistant qu'en ce qu'ils sont plus polis & leurs pointes plus aiguisées, sans rien perdre de leur roideur, ils s'insinuent plus facilement dans les pôres, qui doivent estre traversez par la matiere subtile, d'où ils sont ensuite chassez avec violence, & causent ce combat des parties interieures qu'on appelle Fermentation: ainsi le premier degré d'effervescence, est toûjours causé par un excés d'acidité; & ce que j'appelle Corruption d'un ferment qui fait les plus violentes fermentations, c'est lors qu'un Levain étranger avec lequel il s'est incorporé, l'a pour ainsi dire vaincu & contraint de changer de figure, pour s'ajuster avec la sienne, en sorte que plus la figure est differente de celle du corps où il se mêle ensuite, plus la corruption est grande & par consequent l'effervescence qui en resulte. J'ay fait cette digression, afin de ne laisser échaper auçun terme dont on ne puisse se former une idée claire.

Lors que la fermentation se fait dans la Ratte, souvent toutes les parties écartées, demeurent emprisonnées dans les pôres de ce viscere, sans qu'il s'en échape, il se fait seulement une grande extention de cette partie quelquesfois sans douleur quand par exemple les membrânes qui couvrent sa superficie ne sont point atteintes; & quelquesfois avec douleur, lorsque des corpuscules détachez les vont picquoter.

Mais lors qu'elles s'échapent, & que la fermentation est mediocre, il se fait un détachement des parties aqueuses accompagnées de salines, qui se portent le long des nerfs jusqu'au Cerveau avec beaucoup de facilité; parce que ces sels fixes & solides, n'ayant aucune proportion avec les esprits animaux, n'en peuvent pas estre seulement ébranlez, de sorte qu'ils conservent toûjours leur détermination directe: au contraire ils arrestent l'activité de ces mesmes esprits ; & se portant vers quelqu'unes des traces du Cerveau, où sont attachées les perceptions de l'ame, ils s'y arrestent long-temps, & donnent une impression extrémement forte, aux endroits destinez pour estre les causes occasionnelles de ces idées. Ainsi l'ame est uniquement occupée de l'image qui y est attachée, de sorte qu'elle ne peut penser à autre chose. D'un autre côté ceux des corpuscules solides qui n'ont pû estre élevez en Vapeurs, se ſe répandent par la veine ſplenique dans le ſang, & y font une eſpece d'épaiſſiſſement qui rend la circulation plus lente. Alors le beſoin des eſprits nitreux de l'air, eſtant plus grands qu'à l'ordinaire pour le rarefier, il ſe fait des efforts d'inſpiration qu'on appelle Soûpirs. Si on ajoûte à cela qu'il ſe détache trés peu de parties volatiliſées, pour former des eſprits, & que ceux du Cerveau y ſont comme fixez par la Vapeur épaiſſe ; on concevra aiſément la crainte & la tristesse où l'on se trouve dans ce moment. Car on sçait assez que la joye & la securité, consistant dans un épâchement & dans une irradiation des esprits par tout le corps, les passions contraires doivent estre caussées par le deffaut de cette irradiation.

Enfin une autre partie de ces sels, poussée par le vas bréve dans le ventricule, y trouve les restes de la digestion, avec lesquels ils se fermentent; & de l'a resulte cette impetuosité de vens & d raports aigres, qui ſortent par la bouche, & dont une partie demeurant arreſtée entre les membrânes de l'Eſtomach, y cauſe quelques fois de grandes douleurs.

Voila ce me ſemble tous les effets de cette maladie, qu'on appelle Vapeurs mélancoliques ; à quoy ſi l'on ajoûte, que l'ame juge preſque toûjours mal des choſes dans ce temps-là, parce que l'impreſſion qui l'attache à un objet eſt ſi forte, qu'elle la rend incapable de penſer aux circonſtances necessaires pour en bien user ; qu'elle pense toûjours tristement, parce que les esprits ne donnent point aux fibrilles, ce remûment doux & moderé qui fait son plaisir & sa tranquilité ; & toûjours avec crainte, parce qu'elle sent alors la foiblesse de son corps dénuée d'esprits, je croy qu'on aura conçu une idée suffisante de cette maladie.

Ces accidens peuvent augmenter selon la force & la quantité des Vapeurs : ils peuvent mesme se diverſifier d'une infinité de manieres, ſelon la diverſité des effets qu'elles produiſent dans le Cerveau : mais le plus commun de tous, eſt l'horreur & l'averſion que ceux qui en ſont attaquez ont pour la ſocieté humaine : car comme de toutes les traces du Cerveau, la plus familiere eſt celle où eſt attachée l'image des hommes, à cauſe du commerce continuel que nous avons avec eux, elle ſe trouve auſſi la premiere attaquée de ces fumées noires, qui portant toûjours avec elles le caractere de crainte & d'horreur, ne manquent pas de le répandre ſur l'image qui s'en forme ; ainſi nous voyons preſque tous les Mélancoliques fuir les hommes, & aimer les foreſts & les lieux ſombres, comme les choſes qui ont plus de rapport à leurs idées triſtes.

Quelques fois ces fermens ſe portent tous vers quelque trace qui aura eſté la plus familiere, & y font une impreſſion ſi grande & ſi profonde, que les traces voimes s'y trouvent confonduës, ainsi les idées qui sont attachées à ces traces se mélent ensemble, & frappent en mesme temps l'ame d'une maniere si vive, qu'elle ne peut plus les separer. Et comme les jugemens affirmatifs & negatifs, ne sont que l'action de l'ame par laquelle elle unit, ou sépare deux, ou plusieurs idées, elle ne peut plus s'empêcher d'affirmer des choses qu'absolument elle auroit dû nier: ainsi elle fait ces jugemens extravagans si ordinaires aux

Hipocondriaques, ſur quel que idée particuliere principalement ſur celle d leur propre eſſence, ce qu fait qu'ils ſe croyent Coq Rois, avoir un corps de ver re, & mille autres choſe encore plus ridicules; quo que d'ailleurs ils jugent aſſe ſainement des autres idées dont les traces n'auron point eſté confonduës.

Enfin ces accidens duren beaucoup plus long temps que ceux qui ſont cauſez par les autres Vapeurs, parce qu celles-cy ne peuvent eſtr

écartées

écartées par les esprits animaux : ainsi elles sejournent dans le Cerveau jusqu'à ce qu'elles retombent par leur propre poids dans leur foyer, ou qu'en se portant dans les nerfs elles aillent se perdre dans toute l'habitude du corps, où elles excitent souvent des picquottemens ausquels sont fort sujets les Mélancoliques.

Lors que la fermentation est si violente dans la Ratte, que tous les corps fermentez se détachent & se tournent en Vapeurs ; qu'il n'y a point de parties humides qui moderent leur activité, enfin qu'il se fait une explosion à peu prés comme celle de la poudre à canon : alors tous ces acides fixes & élastiques se portent avec impetuosité au Cerveau. Quelquesfois ils y arrestent & fixent les esprits animaux, d'où resulte une espece de congelation qui s'étend dans tous les nerfs, qui rend le Malade immobile comme une statuë, & qui le reduit dans cét état si extraordinaire qu'on appelle Catalepsis ; mais leur effet le plus frequent, eſt d'écarter avec force les eſprits animaux dans les nerfs & dans les muſcles ſans attendre les ordres de la raiſon, pendant que dans le Cerveau, ces acides fixes parcourent ſans aucun ordre toutes les traces, les remüent vivement, les confondent enſemble, & en forment de nouvelles par leur roideur & par leur acidité: ainſi l'ame dans ce temps là eſtant frapée de mille images vives ſans ordre, & ſouvent de nouvelles idées & de chimeres formées par la confuſion de pluſieurs traces auparavant diſtinctes; & le corps de ſon côté, eſtant agité de mille mouvemens qui ne dépendent plus de la raiſon, l'Homme tombe dans cét état pitoyable qu'on appelle Manie.

Cét état eſt preſque toûjours accompagné de fureur; car au lieu que ces fermens dans une ſimple mélancolie eſtoient temperez de beaucoup de Vapeurs humides, qu'ils n'avoient qu'un mouvement lent & tardif, qu'ils arrêtoient meſme ce luy des esprits ; ceux-cy au contraire dénuez d'humidité, & dans la plus grande force de leur agitation, poussent, comme j'ay dit, les esprits dans tous les nerfs, & s'y portent eux-mêmes par cette irradiation, donnant à l'ame un sentiment de force, qu'elle joint à celuy de haine & d'avertion qu'elle avoit principalement pour les Hommes : d'où resulte une passion & des mouvemens de rage & de fureur.

Toute la matiere qui se fermentoit dans la Ratte se

trouvant reduite en Vapeurs, il n'en reste point qui puisse se porter dans les autres lieux : c'est pourquoy il n'y a ny vens dans l'Estomach, ny épaississement dans le sang : il n'y a pas mesme de fiévre, tout le desordre se passant dans les lieux destinez pour les fonctions animales ; & s'il paroist alors plus de vitesse & de force dans le poux & dans la respiration, elle ne vient d'aucune fermentation du sang, mais des esprits qui se portent avec plus de rapidité dans les nerfs du cœur & des autres parties de la poitrine.

Il se fait quelquefois un détachement subit d'une portion de ces fermens acides, qui vont seulement troubler l'ordre & la liaison des traces du Cerveau, sans écarter les esprits dans les nerfs, & sans y produire aucun déreglement violent ; ainsi les Malades peuvent tomber dans de simples extravagances sans crainte & sans fureur. Il est mesme fort vray-semblable, que chez les personnes les plus sages ces saillies d'imagination & ce sel attique, qui font les charmes du monde spirituel, sont l'effet d'un détachement doux & moderé des parties les plus pures du sel mélancolique, qui font des impressions plus vives que celles des esprits animaux, sans en troubler l'ordre. Etrange condition des hommes! à quelques degrez de mouvement prés, c'est une mesme cause que fait ces heureux genies que nous admirons, & les plus grands foux de la terre.

Lorſque les traces faites par les fermens mélancoliques ſont fort profondes, ou qu'elles ont eſté faites dans des endroits nouveaux du Cerveau, il arrive que les Vapeurs ayant ceſſé, & que les eſprits ayant repris leur calme ordinaire, ils retournent dans les anciennes traces, où il ſe fait des intervalles de raiſon, & ces intervalles durent juſques à ce que les Vapeurs revenant, ou les eſprits ſe trouvant plus agitez, ou en plus grande quantité qu'à l'ordinaire (ce qui arrive ſouvent vers la pleine ou nouvelle Lune, & principalement au commencement de l'Eſté) ils puiſſent atteindre ces traces nouvelles & faire des retours extravagans.

Mais ſi les traces nouvelles ont eſté faites aux dépens des anciennes, & ſi les Vapeurs acides les ont entierement confonduës, alors quelque calme qui revienne aux eſprits, l'ordre ne reviendra jamais dans les idées, & par conſequent jamais on ne verra aucun intervalle de raiſon, & quoy que les Malades paroiſſent de temps en temps plus doux & moins furieux, ils ne ceſſeront jamais d'eſtre foux.

Il faut remarquer que lorſque ces Vapeurs ſont ſeules, quelque violente que ſoit l'agitation qu'elles acquierent, il ne ſe fait jamais de mouvemens convulſifs: & la raiſon de cela eſt, que ces ſels fixes ont tant de ſolidité & de groſſeur, en comparaiſon des eſprits animaux, qu'il ne ſe fait aucune fermentation, parce qu'ils n'en peuvent pas être ébranlez: ainsi quelque violent que soit le mouvement qu'ils ont dans le Cerveau d'un Maniaque, il ne s'y fait point de rarefaction, de laquelle les traces soient ébranlées toutes ensembles & tout d'un coup, comme dans l'Epilepsie, mais conservant toûjours leur premiere détermination, ils vont successivement de trace en trace, & par ce moyen l'ame est toûjours frappée d'idées successives, quoy que ſans ordre, & le mouvement des muſcles eſt toûjours volontaire, quoy qu'il ne ſoit ny libre ny raiſonnable.

Il n'eſt pas malaiſé de concevoir, ce qui fait que les Maniaques ont beaucoup plus de force que les autres hommes, ſi on conſidere que la force du corps dépend des eſprits qui en font joüer les reſſorts ; & que ces ſels fixes qui prennent leur place, les pouſſant avec impetuoſité dans les nerfs par leur force élaſtique, & y entrant eux-mesmes avec toute leur rapidité, le corps doit acquerir cette force que nous admirons quelquesfois.

Les causes primitives de tous les accidens mélancoliques, sont toutes celles qui contribuent à l'amas des matieres grossieres & terrestres dans la Ratte, comme l'usage trop frequent d'alimens grossiers & tartareux, la vie sedentaire & meditative, les chagrins frequens accompagnez de frayeur, la suppression des Hemorrhoïdes. Mais la Manie ſur tout a fort ſouvent pour cauſe un ferment hereditaire caché dans la Ratte, qui ſe développe dans un certain âge, & qui corrompt par ſa contagion maligne le ſuc mélancolique, ce qui fait, qu'il y a peu de maladies plus hereditaires que celle-là.

Les cauſes excitantes ſont une invaſion ſubite de peur ou de chagrin, qui détermine les eſprits à ſe porter vers la Ratte, & à exprimer le ſuc diſpoſé à la fermentation; une fiévre ardente qui aura envoyé des fermens corrompus dans cette partie ; une colique violente qui aura mis la ſedition dans tout le bas ventre ; enfin j'ajoûte à toutes ces cauſes avec les Démonographes la poſſeſſion du Demon. Mais quoy qu'ils ayent traité cette matiere métodiquement, j'avouë de bonne foy mon ignorance ſur la pluſpart de leurs principes, que le Lecteur trouvera dans leurs Livres, me reduiſant icy à deux reflexions, par leſquelles je finis ce Chapitre.

La premiere, que par le respect que nous devons aux Theologiens du premier Ordre, qui assurent que le Demon peut agir sur les organes des hommes, fraper son imagination d'images vives & terribles, & disposer à son gré des mouvemens de son corps; nous sommes obligez par les regles de la prudence, de reconnoître beaucoup de pouvoir dans un ennemy, contre lequel nous ne pouvons assez nous en précautionner. Mais comme il ne peut agir sur l'ame humaine, dont la modification appartient uniquement à ſon Createur & à ſon Dieu, il ne peut eſtre tout au plus eſtre qu'une cauſe occaſionnelle de ſes mouvemens, ce qui doit faire preſumer qu'il choiſit la Ratte pour le centre de ſon action, parce qu'il y trouve une matiere fort diſpoſée à executer ſes deſſeins, laquelle Caſſien appelle par cette raiſon *Dæmonis pabulum*; eſtimant avec moy que le Demon l'a peut déterminer à ſon gré, vers les endroits du Cerveau où il ſçait que ſe forment les Images terribles qu'il imprime, & de là dans tous les muſcles, pour y exciter des mouvemens & des contorſions épouventable.

La ſeconde, qu'encore qu'il ſoit raiſonnable de convenir de la poſſibilité du fait, on doit neanmoins avoir beaucoup de reſerve lors qu'il s'agit d'un jugement affirmatif, ſi extraordinaire que puiſſent eſtre les effets de l'imagination, & ſi ſurprenantes que puiſſent eſtre les actions des Maniaques : car aprés ce que j'ay dit de l'action des ſels acides fixes ſur les orgâ- nes de l'Ame, on peut juger, qu'il n'y a point d'images ter- ribles & extravagantes qu'ils ne puiſſent exciter, outre que dans le cours ordinaire de la vie, l'ame ne reçoit point d'idées, qui ſoit ac- compagnées de plus grands ſentimens de crainte & d'horreur que celles qu'on nous donne des Demons. Les Peintres ayant pris la licence de les repreſenter ſous toutes les figures plus bizarres; il n'eſt pas ſurprenant que les Maniaques s'en reſſouvenant, confondent les Images extravagantes dont j'ay parlé, avec des idées Diaboliques, & ce n'eſt pas merveilles ſi ces chimeres ſe trouvant jointes à leur propre ſubſtance, il arrive quelquefois qu'ils penſent eſtre devenus Demons ou en eſtre tout au moins poſſedez, l'aſſurant tres-affirmativement; d'où vient que les perſonnes trop credules, attribuent auſſi-toſt à ces malins Esprits tout ce qui leur paroist en cela d'extraordinaire. Cependant si l'on en excepte deux choses que j'avouë estre surnaturelles, sçavoir un long discours fait à propos dans une Langue, qu'on sçait certainement estre inconnuë aux Maniaques, & la revelation de choses particulieres qu'on sçait assurément leur estre cachées, aussi bien qu'en tous ceux qui ont pû les approcher, on peut raisonnablement soûtenir qu'il n'y a rien dans toutes leurs actions, qui ne ſoit purement dépendant d'une fermentation mélancolique.

CHAPITRE VIII.

Des Vapeurs élevées par les fermens ſeminaires, ou des Vapeurs hyſteriques.

LE germe ou l'œuf qui contient en ſoy les premiers lineamens du corps humain, enveloppez & tres étroitement ſerrez, a beſoin auſſi bien que les autres ſemences, qu'il ſe faſſe dans ſa ſubſtance une fermentation, qui déve-loppe ces lineamens & qui introduiſe dans leurs eſpa-ces vuides, une matiere qui doit faire la premiere nour-riture des parties orgâni-ques. L'homme fournit les premiers inſtrumens de cet-te fermentation, & la clef pour ainſi dire, qui ſeule peut faire l'ouverture de ce dépoſt precieux: c'eſt à dire qu'il fournit des ſels volatils d'une ſubtilité & d'une agi-tation extraordinaire, qui pouvant

pouvant seuls s'introduire par les pôres de cet œuf, les dilatte ensuite, & donne entrée à la semence maternelle, laquelle doit continuer pendant le reste de la formation du fœtus à étendre ses parties, & à introduire le sang menstruel qui en doit faire la nourriture.

Ainsi la semence de l'homme peut estre comparée aux esprits nitreux volatils répandus dans l'air, & qui estant agitez par le Soleil, donnent la premiere ouverture aux semences qui

ſont enfermées dans la ter.
re, & celle de la femme aux nitres renfermez dans la terre meſme, qui entrent dans les pôres agrandis du germe., & qui continuent à les étendre, pour y faire en trer le ſuc nourricier.

On doit conclure de là, que la ſemence de l'homm ne contient que des fer mens volatils, & peu ou poin d'eſſentiels ny de fixes, & qu celle de la femme au con traire en contient beaucou de ces trois eſpeces, & c'e ce qui fait qu'elle paroi beauçoup plus aqueuſe, & moins ſpiritueuſe.

Et on en ſera davantage convaincu, ſi on conſidere la difference qui eſt entre les parties des deux ſexes, qui ſont deſtinées pour la formation de cette ſemence; car dans l'homme depuis les vaiſſeaux preparans juſques aux veſſicules ſeminaires, ce n'eſt qu'un tuyau d'une prodigieuſe longueur replié en forme de ſerpentin, & qui ne peut eſtre deſtiné que pour une volatiliſation extréme: au lieu que dans la femme, on ne voit que tres pe de détours des vaisseaux sper matiques, & rien qui puiss empescher les fermens fixe & essentiels, d'accompagne les volatils, qui ne laissen pas d'y estre en quantité quoy que beaucoup moin agitez que ceux de l'homme

Les parties seminaires d l'un & de l'autre sexe, con viennent au moins en cela qu'elles contiennent toû jours beaucoup de fermen volatils, qui estant peu diff rens des esprits animaux, dans une agitation conti nuelle, se répandent au bien qu'eux dans les nerfs par l'extrémité qui touche ces parties là: & comme le mouvement des esprits animaux n'est directe que dans le moment qu'ils remuent une partie, ce qui n'est pas continuel dans les autres momens, ils sont capables de toutes les déterminations; ainsi ne resistant point au mouvement des esprits seminaires, ces substances volatiles peuvent avec beaucoup de facilité se porter au Cerveau, & dans tous les autres nerfs qui communiquent avec le vague, & l'intercostal, & c'est ce qui fait ce commerce admirable du Cerveau, & de toutes les parties du corps, avec celles qui sont destinées à la generation.

Il se fait donc une irradiation d'esprits volatils, qui se détachent des parties seminaires lors qu'il s'y fait une fermentation douce, & ces esprits se répandent non seulement dans tous les nerfs vague & intercostal, mais ils se portent mesme jusques au Cerveau, où par l'institution de la nature, ils vont frapper les traces où ſont attachées les images des objets ordinaires de l'amour & de la tendreſſe : & par une autre inſtitution merveilleuſe, l'impreſſion qui ſe fait dans ces traces, ſoit par les ſens, ſoit par l'imagination, détermine les eſprits animaux à ſe porter dans les organes de la generation, en ſorte que dans ce commerce mutuel, & cette rençontre d'eſprits, qui ſont ordinairement égaux en force & en mouvement, il ſe fait dans tous ces nerfs une eſpece d'effervescence douce, qui chatoüille agréablement les membrânes nerveuses, & qui fait ce plaisir charmant & inexplicable que sentent les personnes qui aiment, lors qu'en se voyant, ou en pensant les unes aux autres, elles impriment mutuellement leurs images dans le Cerveau.

Les esprits animaux agitez par cette douce effervescence, particulierement autour du cœur où elle fait sentir son plus grand chatoüillement, perdent un peu de leur détermination directe, par laquelle ils é-toient portez vers les muscles e cette partie, pour faire la orce & la vigueur du poux, on sent alors une espece e langueur d'autant plus ouce, que les esprits mon-ant en moindre quantité au 'erveau, l'ame n'est point rappée d'aucunes images ives, qui l'empeschent d'ê-re uniquement occupée de 'objet aimé.

Ce mouvement doux exci-é dans les nerfs vague & ntercostal, se communique articulierement aux rameaux qu'ils envoyent aux yeux & au reste du visage; il en dispose machinalement les traits d'une maniere qui exprime vivement la passion regnante, & y fai ce langage müet & charmant, mille fois plus intelli gible que les paroles le plus tendres, & mille foi plus éloquent que les plu belles figures de Rhetorique

Si l'Image de la personn aimée s'imprime plus vive ment ou plus long-temps alors les esprits animaux s portent impetueusement éterminent les esprits se-inaires à retourner vers eur centre. Il s'y fait une ermentation vive, une ir-adiation forte dans les par-ies voisines, & enfin une edition amoureuse qu'il 'est pas necessaire de dé-rire icy.

Dans les personnes sages enjoüées tout ensemble, ont la vertu est à l'épreuve e ces mouvemens violens, se fait une dissipation con-nuelle des fermens semi-aires volatils, qui se portent ans les nerfs & y excitent cette douce émotion dont j'ay parlé, qui fait que leur vie se passe en commerces agreables & innocens, & qu'elles sont presque toûjours touchées d'un plaisir doux & moderé, qui se répand dans toutes leurs actions, & qui se communique mesme aux personnes qui conversent avec elles. C'est là proprement en quoy consiste cét agrément mutuel, que les honnestes gens de l'un & l'autre sexe trouvent dans leurs conversations innocentes. Car cette dissipation épuiſe ſi bien les fermens, que ces perſonnes ne ſont preſque jamais atteintes des émotions vives qui attaquent la vertu. Au contraire les prudes & les reſervées, qui arreſtent par des idées triſtes cette émanation continuelle de Vapeurs ſeminaires, ſont beaucoup plus ſujettes aux deſordres que ces idées peuvent cauſer lors qu'elles ſejournent trop dans leur centre.

Ces accidens qui ſont purement naturels, ſont communs aux deux ſexes,

Mais les Vapeurs que je décri ray dans la ſuite ſont particu lieres aux femmes. La raiſo de cela eſt, que le fermen ſeminaire de l'homme eſtan preſque tout volatil, & ſo foyer eſtant fort éloigné d Cerveau, s'il s'y fait quel que fermentation extraor dinaire, les Vapeurs n'on pas aſſez de force pour con tinuer leur agitation juſque là, ny aſſez de volume pour cauſer un déreglement conſiderable dans les eſprits animaux.

Lorſque quelque obſtruction dans les trompes de l'uterus, une longue habitude de sagesse & de vertu, un sentiment vif de crainte & d'horreur pour le vice, ou enfin une longue suite de tristesse & de chagrin, empeschent les fermens seminaires, remüez ou par une imagination involontaire, ou par leur propre fermentation, de se porter dans les lieux où la nature les a destinez; alors se portant avec impetuosité dans les nerfs, ils font ce qu'on appelle Vapeurs hysteriques, dont les effets ſont ſi bizarres ſi divers, que je m'efforcerois vainement de les décrire & de les expliquer ſan quelque obmiſſion.

Cependant pour en donner une idée ſatisfaiſante je doit faire obſerver, que s'il ſe fait une fermentation un peu forte des ſels ſeminaires, dans les perſonnes qui par de frequentes Meditations, & par les efforts d'une vertu ſevere & délicate, ont détourné les eſprits ſeminaires, des traces qu'ils frapoient auparavant dans le Cerveau,

Cerveau, vers celles où ſont attachées les images de leurs Meditations ordinaires, & qui outre cela par leurs jeû-nes trop long-temps conti-nuez, ont preſque épuiſé les eſprits animaux, ou les ont du moins rendus languiſſans & pareſſeux par leur vie ſe-dentaire. Il arrive que par une ſuite neceſſaire, il ſe fait un détachement des ſels vo-latils, & de quelques-uns des eſſentiels, qui ſe portant ſans aucune reſiſtance au Cerveau, où arreſtant & tenant comme empriſonnez le peu qu'ils trouvent d'esprits animaux, ils causent la suspension des fonctions corporelles & animales, pendant que l'Ame frappée si vivement & si agreablement des objets de ses Meditations ordinaires par la force de ces Vapeurs, qui portent toûjours avec elles tant qu'elles ne sont point corrompuës, une impression de plaisir & de volupté, croira veritablement sortir de son corps, se promener dans des lieux charmans & délicieux, & joüir réellement des ob-

ets qui font la beatitude
ù elle aſpire, ce qui n'eſt
as toûjours de longue du-
ée, car ſi aprés cela il s'é-
eve quelques Vapeurs mé-
ancoliques, qui avec leur
aractere de crainte & d'hor-
eur, s'arreſtent à leur tour
ans quelques traces, l'ame
e trouve ſubitement tranſ-
niſe de ces lieux delectables
ans le ſejour des mal heu-
eux; en ſorte qu'aprés le
éveil du corps, on entend
es hiſtoires entieres ſur
outes ces viſions extatiques,
u'on croit quelquesfois au

préjudice de la Foy & de la raiſon. Ce n'eſt pas qu'il n'y aye eu quelquesfois des revelations ſurnaturelles, puis que l'Egliſe qui ne peut eſtre ſeduite le croy ainſi; mais je ſuis perſuadé qu'elles ſont fort rares, & je ſouhaitterois que la pluſpart des Directeurs, fuſſent autant bien inſtruits qu'il ſeroit à ſouhaiter des vrais principes de Phyſique, avant que d'en juger affirmativement en certaines occaſions.

Il eſt encore à remarquer que ſi la fermentation eſt

plus forte, il se fait un détachement plus rapide & plus abondant des fermens volatils & essentiels, qui se portent non seulement au Cerveau mais mesme au cervelet, qui est le magasin des esprits destinez aux fonctions vitalles. Là ces Vapeurs plus fortes que les esprits les arrestent pour un temps, & en empeschent entierement l'irradiation, de sorte que les fonctions animales & vitalles cessent, & le corps tombe dans une syncope entiere, qui dure jusques à ce que la fermentation qui poussoit ces Vapeurs se ralentisse, & que les esprits reprennent leur premiere liberté.

Quelquesfois les corpuscules qui composent ces Vapeurs sont dans une si grande agitation, qu'au lieu de fixer les esprits animaux, ils se portent dans toutes leurs traces, qu'ils frappent vivement & sans ordre, & particulierement celles qu'ils ont accoustumé de frapper: ainsi il survient un delire qui roule fort souvent sur les dées amoureuſes, dans le-uel les Malades diſent aſſez rdinairement des choſes, ui ne leur donnent aprés ue trop de confuſion.

Pendant que ces Vapeurs e portent au Cerveau, il 'en détache toûjours quel-ues parties, qui ſont pouſ-ées dans les rameaux des erfs qui ſe diſtribuent aux eux & au reſte du viſage, ù elles font les pleurs & es ris involontaires, qui pre-edent & qui accompa-nent preſque toûjours tou-es les Vapeurs hyſteriques.

Quelquesfois meſme il s'en échape une ſi grande quantité dans les muſcles de la langue, que les Malades tombent dans une incontinence de paroles tout à fait inſurmontable.

Mais dira quelqu'un, pourquoy les autres Vapeurs ne produiſent-elles pas le meſme effet? puis qu'elles montent par les meſmes nerfs, dont les rameaux ſe portent au viſage. Et en effet on ne peut pas nier qu'elles n'en ſoient capables, & particulierement celle qui viennent de la Ratte: mais la facilité que les esprits ſeminaires ont acquiſe de ſe porter au viſage, pour y peindre la paſſion qui les anime, fait qu'il eſt bien plus ſouvent atteint des Vapeurs hyſteriques que des autres.

Lorſque que par la corruption des fermens ſeminaires, il ſe fait une fermentation aſſez forte, pour élever tous les ſels eſſentiels: alors ces ſels devenus irréguliers & fermentatifs, font une forte efferveſcence avec les eſprits animaux, & excitent par conſequent des convulſions dans tous les lieux où ils ſe rencontrent. Ainſi s'ils ſe répandent dans tous les nerfs du meſentere & du bas ventre, ils y font un tel gonflement & une ſi forte élevation des parties où ſont attachez ces nerfs, que le diaphragme s'en trouve preſſé, en ſorte qu'il ſemble que le corps de l'uterus comme une groſſe boule ſe porte juſques à cét endroit. Si les Vapeurs ſe portent dan les nerfs des Poulmons, elle y font l'asthme convulsif. Lors qu'elles sont poussées vers ceux du Cœur, elles font le poux convulsif & les palpitations. Lors qu'elles montent vers les nerfs recurrens, elles produisent l'étranglement & la suffocation. Enfin lors qu'elles sont élevées jusques au Cerveau, elles y excitent les accidens mesmes que nous avons expliquez dans l'Epilepsie.

Mais lorsque la fermentation est la plus violente qu'elle puisse estre dans les parties ſeminaires, & que les fermens fixes devenus par leur trop long ſejour d'une acidité exceſſive, ſe portent impetueuſement au Cerveau, ils y font une Manie d'autant plus forte, que le ferment de la Ratte émû par une portion de ces Vapeurs détachées, ne manque pas de s'y joindre, ce qui fait que nous voyons alors le dernier & le plus grand desordre que puiſſent cauſer les Vapeurs hyſteriques.

J'ay dit qu'ordinairement les perſonnes Devotes, détournent par habitude le cours des eſprits ſeminaires des idées où la nature les avoit attachez, vers d'autres qui ſont le ſujet ordinaire de leurs Méditations : J'ajoûte à cela que pour arrêter plus promptement ces émotions impures, elles penſent alors aux choſes qui peuvent exciter les paſſions les plus contraires, qui ſont l'Enfer & le Demon, & que quand ces émotions ſont plus fortes que de couſtume, elles penſent que le Demon les tente. L'idée du Demon ſe meſle donc preſque toûjours dans tous les deſordres hyſteriques : ainſi lors que ces Vapeurs acides fixes montent au Cerveau, elles ſe portent tres-naturellement dans les traces de cette idée familiere. Alors (comme les Hyppocondriaques, lors qu'ils ſont vivement touchez de quelque idée, la confondent preſque toûjours avec celle de leur propre eſſence, & s'imaginent eſtre Cocqs, Rois, & mille autres choſes encore plus extravagantes) l'ame d'une Maniaque hyſterique peut bien ſe perſuader qu'elle eſt le Demon, & répondre ſous ſon nom à toutes les interrogations ; ayant l'imagination remplie & vivement occupée de mille hiſtoires de Poſſedées, dans leſquelles le Demon faiſoit telles & telles réponces, avoit horreur pour les choſes ſacrées, & reveloit les crimes des aſſiſtans : car dans cét eſtat elle joüe le meſme perſonnage, & par une affluence de paroles inarticulées, elle fait croire aux aſſiſtans qu'elle parle un langage étranger, d'autre fois leur en reprochant quelqu'une de ces foibleſſes où tout le monde peut tomber, elle leur perſuade que le dedans de leur conſcience luy eſt entierement connu: enfin ces acides fixes extraordinairement élaſtiques & agitez, ſe portant dans les muſcles, y font des contorſions & des mouvemens qu'on croit ſurnaturels, parce qu'ils paſſent à la verité la force des eſprits animaux.

Ceux qui auront bien compris le ſyſtême que j'expoſe, qui auront examiné ſans prévention ces pretenduës Poſſedées, & qui auront obſervé que ce deſordre n'arrive que dans les filles mélancoliques ſujettes aux extaſes, & jamais dans les femmes mariées, ny dans les filles enjoüées ou occupées des ſoins d'un ménage, trouveront preſque toûjours dans les cauſes Phyſiques, l'Argument & les Scenes de toutes les Tragicomedies que je viens de representer aux yeux du Lecteur, afin qu'aux occasions il se deffende mieux de la surprise des personnes superstitieuses, ordinairement ennemies du bon sens & de la raison.

Au surplus bien que les causes primitives & principales des Vapeurs hysteriques, soient toûjours celles qui retardent les fermens seminaires dans leur centre, c'est à dire l'abstinence de l'usage pour lequel ils sont destinez, & l'obstruction des vaisseaux lymphatiques, qui les reportent dans le ſang lors qu'ils ſont inutils ; ou encore le dépoſt de quelque humeur maligne & corrompuë, engendrée par la ſuppreſſion des regles, ou par quelque ſemblable cauſe, on doit croire que ces Vapeurs, peuvent eſtre quelquesfois excitées ou accelerées, par les divers fermens des autres ſortes de Vapeurs, poſſibilité qu'il ſeroit d'autant plus inutile d'expliquer, qu'elle ſera tres-facilement compriſe par les perſonnes de bon ſens pour qui j'écris uniquement.

CHAPITRE IX.

Des Remedes contre les Vapeurs en general.

ON doit avoir deux intentions principales, dans sa recherche des remedes propres à la guerison des Vapeurs. La premiere d'empescher les fermentations ; & la seconde de fortifier les parties contre l'irruption des corpuscules écartez.

On empeſche les fermentations, lors qu'on a ſoin de purger les fermens exaltez, de corriger ceux qu'on n'a pû purger, enfin de reſſerrer & d'empeſcher la rarefaction des parties qui ſe fermentent.

Il eſt quelquesfois dangereux de purger les fermens dans le temps d'une effervescence actuelle ; ainſi on doit toûjours prendre le temps d'une remiſe pour donner des purgatifs, & choiſir meſme ceux qui purgent ſans une irritation manifeste, à moins que les fermens ne soient extrémement fixes, ou fort loin des voyes ordinaires de la purgation.

Ainsi les fermens épileptiques estans les plus éloignez de tous, demandent les purgatifs les plus forts, tels que sont l'Agaric, la Scammonée, le Turbith, le Jalap, l'Antimoine &c. qui doivent toûjours estre donnez dans les temps les plus éloignez des accés.

Les fermens mélancoliques estant un peu moins

éloignez, mais eſtant auſſi les plùs fixes de tous, demandent des purgatifs moins forts que ceux des épileptiques, mais plus forts que les fermens glandulaires, ainſi on ſe peut ſervir du Senné, des Hermodattes, du Mechoacam, du Noirprum, du Tartre ſoluble émetique, & du ſel Polycreſte, obſervant de meſler toûjours les aperitifs avec ces purgatifs, afin de déboucher les obſtructions, qui arreſtent ſouvent l'évacuation de ces fermens.

Les fermens glandulaires, estant moins fixes & plus dans les voyës que les mélancoliques, doivent estre évacuez par des purgatifs assez doux pour ne faire aucune irritation manifeste. Mais seulement une espece de dissolution, tels que sont la Casse, la Manne, les Syrops de Roses pâles, de fleurs de Pescher & de Violettes, la Rheubarbe *&c.* qu'on aura soin d'accompagner toûjours de décoctions humectantes & rafraichissantes.

Lorsque

Lorſque les Vapeurs hyſteriques ſont cauſées par un ferment fixe, il leur faut les meſmes purgatifs que pour les fermens mélancoliques, & lors qu'elles ſont excitées par un ferment moyen, il leur en faut de tels que pour les fermens glandulaires, obſervant de les accompagner toûjours d'aperitifs & de ſpecifiques pour les obſtructions hyſteriques.

On a toûjours douté avec raiſon ſi la ſaignée pouvoit contribuer à la gueriſon des

S

Vapeurs, puisque ce remede ne regarde que fort indirectement la cause de ces maladies. Cependant il n'est pas impossible qu'il en puisse quelquefois moderer les effets, principalement quand le corps est replet, par cette raison que les vaisseaux sanguinaires estant desemplis, & les lymphatiques s'y dégorgeant avec plus de facilité, la lymphe se charge mieux des sels embarassez; d'où vient que les obstructions se débouchent souvent d'elles-mesmes aprés la saignée du bras droit, ou celle de la jugulaire dans les épileptiques, & encore aprés celle du bras & du pied pour toutes les autres eſpeces de Vapeurs.

On peut corriger l'acidité exceſſive des fermens, ou en les noyant par des remedes aqueux & humides, ou en les embaraſſant par des corps gras & onctueux, ou finalement en renfermant leurs pointes dans les pôres des alcalis. Examinons chacun de ces remedes à part, & voyons le bon usage qu'on en peut faire.

J'ay dit au commencement, que moins un corps qui est en fermentation a de parties aqueuses & pliantes, plus le mouvement de ses parties est violent. Il est donc manifeste que les corpuscules aqueux moderen la force de la fermentation; & la raison de cela est, qu les parties soûples & plian tes que la matiere celest trouve en son chemin, nui sent à la rapidité de so cours, comme l'herbe nui au mouvement d'une boule ainsi les corps élastiques qui sont remüez perdent insensiblement leur agitation, à force de la communiquer à ces parties qu'ils plient & replient en toutes manieres; c'est pourquoy nous voyons que l'eau éteint le feu & appaise toutes les effervescences.

On peut donc regarder comme fort efficaces les Remedes dans lesquels l'eau abonde, qu'on appelle humectans & rafraichissans, lors qu'on veut empescher les fermentations, ou les moderer lors qu'elles ſont dans leur plus grande vigueur : ainſi les lavemens émolliens & rafraichiſſans, le petit laict, les eaux minerales froides, les tiſannes, l'eau meſme, ou pure ou meſlée avec les Syrops Violat, de Nenuphar, Diacodium, & les autres qu'on appelle rafraichiſſans, le demy bain d'eau tiede, & tous les autres Remedes de cette eſpece qui ſont aſſez connus, doivent eſtre d'un grand ſecours, pour arreſter & prevenir toutes les Vapeurs.

Il faut pourtant uſer de ces remedes avec beaucoup de retenuë ; parce que leur uſage trop frequent, & leur trop grande quantité, peut ſi bien noyer les fermens naturels, que le ſang eſtant privé des inſtrumens de ſa dépuration, demeure chargé de ſes excremens, & le corps devient ou bouffy, ou cachectique ; ou bien trouvant leur iſſuë fermée par des obſtructions rebelles, ils peuvent avec la lymphe arreſtée former une hydropiſie.

Les remedes onctueux, sont ceux dans lesquels le souffre predomine, lequel par ses parties rameuses & entrelassées embarasse les acides, & empesche leur fermentation. Mais comme les parties sulphurées laissent toûjours de grands intervalles entr'elles; la difference des corpuscules qui les remplissent, étably de plusieurs sortes de corps onctueux. Les souffres meslez de corpuscules ignez & de sels volatils, composent les esprits sulphurez & inflammables; comme

comme l'esprit de vin; avec les sels essentiels ils composent les mixtes huileux; vec les sels fixes meslez de arties terrestres ils font es corps bitumineux; enfin vec les particules aqueuses un peu de sels fixes ou ssentiels, ils composent ce u'on appelle Corps mucigineux.

De ces quatre sortes de orps onctueux, les mucilaineux sont les plus propres our moderer les fermentions: d'autant que les tres quoy qu'ils soient doüez de particules rameuses, & quoy qu'ils empeschent un peu l'évaporation des fermens en les tenant comme enchaînez, n'empeschent pas pour cela ny leur fermentation ny leur rarefaction. Au contraire, parce qu'ils retiennent dans leurs pôres tous les fermens qui les penetrent, qu'ils n'y reçoivent aucuns corps aqueux qui puissent en moderer le mouvement, & que d'ailleurs ils contiennent dans leurs recoins beaucoup de matiere celeste, toute disposée à rarefier les corps élastiques qu'elle rencontre; on doit conclure de là, que de tous les mixtes, ce sont ceux qui sont les plus disposez à faciliter les fermentations. C'est pourquoy nous voyons que ce sont les seuls corps dans la nature, qui uissent composer la flâme; a plus grande de toutes les ffervescences.

Ainsi pour moderer les ermentations, il faut s'arester aux seuls mixtes muilagineux, tels que sont orge, les amandés, les ſemences froides, la ſemence de Pavot, enfin toute les ſemences nouvelles don on fait les amandés, les ordeats & les émulſions, qui ſont tres-efficaces dans toutes les Vapeurs, d'où l'on voit que quand dans les violentes fermentations qui font les coliques, on ordonne l'huile d'amandes douces, il faut toûjours examiner ſoigneuſement, ſi elle eſt nouvellement tirée & ſans feu, & ſi elle ne s'eſt point clarifiée par le dépoſt de ſes parties mucilagineuſes, car alors elle eſt plûtoſt nuiſible qu'utile.

Le troiſiéme correctif de l'acide, c'eſt l'Alcali; mais comme on a traité ſi confuſément de la nature de ces corpuſcules, qu'on reproche avec beaucoup de raiſon aux Phyſiciens modernes, d'eſtre tombez ſur leur ſujet dans un galimatias auſſi incomprehenſible, que celuy où ſont tombez les Peripateticiens ſur le ſujet de leurs formes ſubſtantielles & de leurs qualitez; il ne ſera pas inutile d'expoſer icy l'idée que je m'en ſui faite.

Comme on entend par acides tous les corpuſcule ſolides, longs & aigus, on doit entendre par alcalis tous les corps terreſtres pleins de pôres, dans leſquels les pointes des acides peuvent s'introduire. J'entens par leurs pôres ceux qui ſont dans leur propre ſubſtance, & non pas les intervalles qu'ils laiſſent entr'eux, lors qu'ils ſe joignent enſemble pour faire un composé: parce que ſi cela eſtoit, tous les corps qui peuvent estre dissous par un acide seroient alcalis à son égard, & les alcalis cesseroient de l'estre, dés qu'ils auroient esté divisez par la dissolution, ce qui n'est pas.

Les acides empâtez dans les pôres des alcalis, deviennent assez pesans, pour estre precipitez au fond du liquide dans lequel ils nâgeoient auparavant; ou s'ils nâgent encore, ne pouvant plus s'insinuer dans les passages de la matiere celeste, & estant emprisonnez dans les alcalis, comme une aiguille dans un morceau de liege, ils perdent la force & l'agilité avec laquelle ils s'écartoient l'un l'autre; ainsi il ne se fera plus de fermentation ny de rarefaction.

Comme il faut une proportion entre les pôres des alcalis & les pointes des acides, pour qu'elles puissent y estre introduites; on conçoit assez que tous les alcalis ne sont pas pour corriger toutes sortes d'acides; ainsi chaque acide a son alcali correctif, que le seul essay peut découvrir: & c'est ce que l'experience confirme tous les jours.

Il s'ensuit de là, que les alcalis ne sont point du tout fermentatifs par eux mêmes, contre le sentiment de presque tous les Modernes. Ce qui les trompe sur ce Chapitre, c'est qu'il ne se fait presque jamais de mélange d'un acide & d'un alcali sans effervescence. Mais s'ils consideroient premierement, qu'il n'y a point d'alcali dans la nature qui ne soit chargé d'acides, soit qu'il ait esté incorporé avec eux par l'incineration, ou la calcination; comme nous le voyons dans tous les sels lixiviaux & dans les mineraux calcinez, soit qu'il les aye reçûs dans ses pôres comme les autres alcalis naturels, qui se font par une simple coagulation, tels que sont les perles, le corail, les yeux d'écrevices, tous les coquillages, & les autres. Secondement que lors de la rencontre de ces alcalis avec un acide qui en penetre les pôres, il se fait toûjours un détachement des fermens qui leur estoient unis auparavant, qui font avec les acides encore libres, une effervescence plus ou moins grande, selon leur force, leur quantité & leur contrarieté : car aprés cela, pour peu qu'ils fissent d'attention à la figure que doit avoir un corpuscule alcali, qui doit presenter dans toutes ses faces des pôres pour enfermer les pointes des acides; ils concluroient bien-tost, que les corps que nous appellons Alcalis, ne sont nullement élaſtiques, ny par conſequent fermentatifs.

En effet nous voyons par experience que les alcalis ne fermentent, que ſelon qu'ils contiennent d'acides incorporez avec eux, ou renfermez dans leurs pôres. Ainſi comme les alcalis produits par l'incineration & la calcination, ne ſont que des corpuſcules terreſtres intimement unis par le feu avec des ſels fixes, & comme leurs pôres ont eſté augmentez par l'action des corpuſcules ignées dont ils ſont d'ailleurs remplis, auſſi bien que d'une quantité d'eſprits volatils qui y ſont demeurez empriſonnez; ſi toſt qu'un acide rompt ces priſons, & deſunit ces corpuſcules terreſtres des ſels où ils eſtoient attachez, il ſe doit faire alors une grande efferveſcence, qui n'empeſche pas que les pointes des acides ne demeurent enfermées dans les pôres des alcalis, ou ne ſe briſent par la force de la fermentation. Ainſi cette grande efferveſcence eſt bien souvent suivie de l'adoucissement de l'acide.

Pour estre entierement convaincu de cette verité, il suffit de considerer que les Caustiques, qui sont tous composez de sels lexiviaux ou de mineraux calcinez, & à qui on donne le nom d'alcalis, sont les plus corrosifs de tous les corps; qualité qui ne peut s'accorder avec l'idée d'un simple alcali, c'est à dire d'un corps qui a le pouvoir d'adoucir un acide. Il faut donc absolument qu'ils l'empruntent des ſels acides auxquels ils ſont unis, & qui ont eſté extrémement exaltez & aiguiſez par l'action du feu.

A l'égard des alcalis qui ſe ſont formez par une coagulation paiſible, comme il n'y a point eu de cauſe violente qui les aye incorporez avec des acides, & qu'ils ne ſont point chargez de corps ignées; on les peut conſiderer comme de ſimples alcalis, qui ne feroient aucune fermentation avec les acides, ſi leurs pôres n'en contenoient pas toûjours un bon nombre, tant de ceux qui se sont trouvez dans le lieu de leur origine, que de ceux qui sont continuellement répandus dans l'air, & qui s'arrestent dans les pôres qu'ils rencontrent; ainsi nous voyons que ces alcalis fermentent, mais beaucoup moins que ceux dont il vient d'estre parlé, & lorsque par la lotion on a dissous une partie de leurs acides, ils ne font presque plus d'effervescence.

Tout

Tout ce que j'ay dit jusques icy s'entend des alcalis fixes ; car on doit se former une autre idée des alcalis volatils. Comme ce sont des corpuscules beaucoup plus subtils que les sels qu'ils corrigent ; on ne peut pas concevoir qu'ils le fassent par le moyen de leurs pôres. D'ailleurs ils n'adoucissent jamais les sels fixes & essentiels, qu'aprés les avoir fermentez, volatilisez & convertis, pour ainsi dire en leur propre substance ; si bien que pour expliquer ce Phenomene, il faut considerer les alcalis volatils, comme des sels qui ont esté brisez dans leur exaltation, & qui ayant perdu leurs pointes, deviennent de petits corps fort roides, fort courts & angulaires, beaucoup plus aisez à sublimer, parce qu'ils approchent plus de la figure spherique, & que lors qu'ils se glissent entre les sels fixes ou les essentiels, ils les desunissent à l'aide de la matiere celeste qui entre dans les espaces vuides, & les tenant ainsi écartez l'un de l'autre dans leur mouvement rapide, ils font que les pointes de ces sels, au lieu de glisser l'une auprés de l'autre, se rencontrent presque toûjours à angles droits, se choquent & se brisent, en sorte que par ce moyen les fermens accourcissent, se volatilisent, & deviennent semblables à ceux qui les ont mis en nouvement.

Aprés ce que je viens de ire de la nature & des diferences des alcalis, il sera isé de connoistre le choix qu'on en doit faire, quan[d] il s'agit de la guerison des differentes sortes de Vapeurs, car on peut juge[r] que lors qu'il n'y a qu'un[e] simple fermentation à corriger, qui n'est entretenu[e] par aucune obstruction, qui n'est causée que par l[a] seule exaltation des acides les alcalis les plus simples & les plus dénüez de fermen[t] y sont les plus propres. parce que les autres ne peuvent les adoucir sans augmenter l'effervescence. Mai[s] s'il y a une obstruction dan[s] les vaisseaux excretoires qui cause le retardement des fermens, ce qui arrive presque toûjours, comme cette obstruction est causé par une coagulation que les mesmes acides ont faites dans les humeurs, n'estant ny assez agitez, ny en assez grande quantité pour les rarefier: Il est évident que les alcalis les plus propres, sont ceux qui contiennent beaucoup de fermens, parce que dans leur rencontre avec les acides coagulans, il se fera un mouvement qui dissoudra la matiere épaissie, & rompra par ce moyen l'obstruction.

Lorsque les acides qui font les fermentations vapôreuses, sont dans des lieux où il n'y a que les parties volatilles qui se portent, & qu'ils ont besoin pour leur correction d'estre volatilisez, comme ceux qui font l'Epilepsie; il n'y a que les alcalis volatils qui leur conviennent. Ceux-là meslez avec les alcalis fixes & lixiviaux, sont aussi fort propres dans les obstructions opiniâtres, où il faut une fermentation forte pour dissoudre les matieres coagulées.

Enfin le dernier moyen d'appaiser les fermentations, consiste à reserrer & comprimer les parties qui se dilatent ; ce qui se fait par les remedes amers & astringens, lesquels estant composez de beaucoup de corpuscules terrestres & d'alcalis fixes incorporez avec des souffres, ont une liaison tres-forte, qui embrasse étroitement les corps auxquels ils ſont unis ; & qui en raprochant toutes les parties qui ſe rarefient, contraignent les fermens de s'échaper ou de ſe fixer, & appaiſent ainſi l'effervеſcence. Les remedes de cette eſpece ſont le Thé, le Caffé, la Myrrhe, l'Aloë, la Rheubarbe, la petite Centaurée, mais particulierement le Quinquina, qui eſt ſans contredit le plus efficace de tous pour appaiſer toutes les fermentations, & dont j'ay trouvé par experience l'effet auſſi ſeur & auſſi prompt dans les coliques

ques violentes que dans les fiévres.

La seconde intention que nous devons avoir dans la Cure des Vapeurs, est de deffendre les parties attaquées contre leur impetuosité: & comme nous avons vû que les esprits animaux sont les seuls qui reçoivent immediatement leurs attaques, c'est eux seuls que regardent ces sortes de remedes.

On peut reduire à trois, tous les effets que les Vapeurs produisent sur les esprits animaux. Car ou elles les écartent & desunissent, comme il arrive dans les vertiges & dans les maniës; ou elles se fermentent avec eux, comme dans l'Epilepsie & dans les convulsions; ou bien elles les fixent & arrestent leur mouvement & leur irradiation, comme dans les syncopes & dans les autres accidens, où les fonctions animales cessent, ou sont notablement interrompuës.

Lorsque les esprits animaux sont écartez & desunis, il leur faut des remedes qui calment leur mouvement & qui les remettent dans leur situation naturelle, tels que sont tous les objets qui donnent à l'ame un sentiment de plaisir doux & moderé, les odeurs agreables, la promenade dans des lieux délicieux, la veuë des personnes qui ont accoustumé de plaire, la Musique, enfin toutes les choses dont on sçait que la personne estoit agreablement touchée dans la santé.

Si les esprits sont mis en fermentation, il leur faut

des remedes qui augmentent leur force, & qui estant de mesme nature qu'eux, prennent pour ainsi dire leur parti, & leur aident à vaincre la cause qui les fermente, tels que tous ceux où abondent les sels volatils, comme l'Eau theriacale, tous les ingrediens qui entrent dans l'esprit anti-épileptique de Charras, l'eau de la Reine d'Hongrie, & plusieurs autres.

Si les esprits sont suffoquez & leur irradiation arrestée, il leur faut non seulement des remedes qui en augmentent la vigueur, mais aussi de ceux qui les irritent & qui les écartent par leur force & leur volatilité, afin que le mouvement violent qu'on y excite, puisse repousser les Vapeurs qui les tiennent comme emprisonnez. Ainsi outre les Remedes dont je viens de parler contre les convulsions, on se sert des odeurs les plus puantes, comme l'*assa fœtida*, l'huile d'ambre, les cuirs & plumes brûlées, enfin tout ce qui peut donner à l'ame des ſentimens vifs & deſagreables.

Les moyens de ſe preſerver des Vapeurs, conſiſtent à éviter toutes les choſes qui peuvent faciliter l'exaltation des fermens, comme tous les alimens chauds & ſpiritueux, particulierement les acides, les exercices trop violens, les émotions de de l'ame, les jeûnes trop longs, les veilles exceſſives, enfin toutes les cauſes qui remüent & qui agitent les fermens, & y produiſent une acidité exceſſive. Secondement à s'abſtenir de toutes les cauſes qui peuvent épaiſſir les humeurs & faire des obſtructions; telles que ſont les alimens trop groſſiers & trop chargez d'acides fixes, la vie trop ſedentaire, les Meditations trop frequentes, le chagrin, & toutes les autres cauſes qui fixent & coagulent les humeurs.

Enfin le troiſiéme & le dernier moyen, conſiſte dans l'uſage frequent des remedes qui empeſchent la corruption des humeurs, & l'exaltation de leurs principes, comme ſont tous les Elixirs & les cordiaux. Mais le plus ſeur & le plus efficace de tous, eſt ſans contredit l'Elixir de proprieté de Paracelſe, & on en voit tous les jours des effets ſi merveilleux, non ſeulement pour la preſervation des Vapeurs, mais meſme de toutes les maladies cauſées par la corruption des humeurs, que je finiray ce Chapitre par une courte explication de la nature & des effets de cét admirable remede.

La corruption d'un mixte

consiste dans la desunion & le dérangement de ses parties. La cause interieure & immediate de cette desunion est la matiere celeste, qui trouvant ses passages occupez, & leur ordre chargé par le meslange de quelque ferment heterogene, renverse toute la liaison du mixte, & selon les parties qui s'exaltent dans ce mouvement, il se fait differentes sortes de putrefactions; le corps s'aigrit si les acides prédominent, & s'empuantit si les sulphurées prennent le dessus.

La corruption de nos humeurs ſe fait comme la corruption des cadavres. Ainſi ce qui peut empeſcher la corruption des cadavres, peut empeſcher celle de nos humeurs. Le ſel empeſche la corruption des chairs, parce qu'il penetre & bouche leurs pôres, ce qui empeſche la matiere celeſte d'y entrer accompagnée des parties nitreuſes de l'air, qui ſont les inſtrumens immediats de ſon action, & attache toutes les parties de la chair enſemble, comme feroient de petits clouds. Mais il n'en va pas de meſme des corps vivans, parce qu'outre qu'ils ſont continuellement inondez de liqueurs qui auroient bien-toſt diſſout ces ſels, ils n'ont point de partie qui ne doive eſtre animée de la matiere celeſte & nitreuſe. Ainſi le trop grand uſage des ſels ne feroit chez nous que des obſtructions fâcheuſes.

Mais aprés avoir vû par une experience de plus de trois mille ans, que la Myrrhe & l'Aloë preſervent les cadavres de toute corruption, & que ces mixtes ne ſont point ſujets aux inconveniens du ſel; on ne peut pas douter qu'une preparation par laquelle ces corps feroient purifiez, & mis dans une liqueur proportionnée à nos humeurs, ne puiſſe faire le meſme effet à leur égard. Et c'eſt la raiſon qui a donné à Paracelſe l'idée de ce grand remede, dont il nous a caché la compoſition ſous des termes myſterieux à ſon ordinaire; mais dont nous avons des preparations beaucoup plus raiſonnables & mieux entenduës que celle qu'il auroit pû nous donner.

La Myrrhe & l'Aloë sont composez pour la plus grande partie d'atomes sulphurez & balsamiques, qui ont une liaison si forte les uns avec les autres, que rien au monde n'est capable de les separer, que ce qui est capable de les rompre & de les briser. On les peut concevoir comme une infinité de petits chaînons d'une subtilité inimaginable, dont un grand nombre se tiennent toûjours accrochez l'un à l'autre & ne se quitent jamais. Ainſi on peut bien juger que quand nos humeurs ſont embaumées de ces liqueurs, toutes leurs parties ſont liées & enchaînées de maniere, que leur ordre & leur liaiſon ne peuvent eſtre troublez que difficilement & par des cauſes tres violentes & tres extraordinaires.

Et afin qu'on ne croye pas que je fonde mon raiſonnement ſur une ſuppoſition faite en l'air ; qu'on faſſe reflexion ſur les preparations de cét élixir, & on verra les preuves convaincantes de ce que j'avance. On le fait de deux manieres ; par infusion & par distilation. On doit proceder ainsi à celuy qui se fait par infusion.

Prenez de bonne Myrrhe & de l'Aloë hepatique de chacun une once, & demy once de bon saffran Oriental ; puis ayant pillé le tout grossierement, & l'ayant meslé, vous le mettrez dans un matras, & verserez dessus une once de bon esprit de vin & autant d'esprit de souffre, que vous aurez mêlez ensemble auparavant : vous laisserez digerer le tout pendant huit jours dans le fumier de cheval, ou dans un lieu mediocrement chaud, pour étendre un peu les parties des ingrediens & les rendre plus aisées à dissoudre, observant de bien boucher le matras avec son vaisseau de rencontre. Ensuite vous verserez dessus de bon esprit de vin jusques à ce qu'il surnâge la matiere de six travers de doigt, & vous laisserez le tout en infusion pendant deux mois à une chaleur mediocre;

mediocre; puis vous filtrerez la teinture par le papier gris, & la mettrez dans une cucurbite de verre, pour retirer environ le tiers de l'esprit de vin par la distillation, & vous verrez que vôtre esprit de vin sortira tout pur, sans estre chargé d'aucunes parties resineuses des ingrediens, horsmis de quelques corpuscules du saffran qui luy en donneront une legere odeur, ce qui est une preuve de la liaison étroite de ces parties sulphurées, qui ne peuvent aucunement ſe détacher pour eſtre enlevées avec l'eſprit de vin. La teinture concentrée que vous trouverez dans la cucurbite, ſera miſe dans des vaiſſeaux bien bouchez, & vous en prendrez une partie, où vous ajoûterez environ un tiers d'eſprit de ſouffre, que vous laiſſerez incorporer enſemble pendant huit jours, auparavant que de vous en ſervir. Cette derniere preparation eſt ſouveraine, pour empeſcher toutes les putrefactions d'humeurs où le ſouffre eſt exalté,

& par conſequent pour prévenir toutes les fiévres malignes, les peſtilentielles, & les autres maladies qui en dépendent : mais l'autre eſt incomparablement meilleure, pour prévenir l'exaltation des ſels & par conſequent les cauſes des Vapeurs.

Je ne preſcrit point de menſtruës aqueux pour aider à tirer cette teinture, comme font tous les Chymiſtes, parce que je ſuis perſuadé qu'on n'a beſoin que de ſes parties reſineuſes & ſulphurées, & point du tout des aqueuſes. I'ay meſme remarqué que lorſque ces ingrediens eſtoient abreuvez de l'humidité des eaux diſtillées, l'eſprit de vin n'avoit plus la force d'extraire leurs parties ſulphurées : ainſi, je croy qu'on doit preferer cette preparation aux autres.

Mais l'Elixir qui ſe fait par diſtilation, qui eſt celuy de Van-Helmont, donne une preuve bien plus convaincante de ce que j'ay avancé ſur la nature de la Myrrhe & de l'Aloë. En voicy la deſcription, quoy qu'un peu differente de la ſienne; mais j'ay remarqué qu'on réuſſit mieux de cette maniere.

Prenez de la Myrrhe & de l'Aloë de chacun une once, & demy once de bon ſaffran; & aprés avoir battu & incorporé le tout comme dans la preparation precedente, vous les mettrez deſſus une livre d'eau ſpiritueuſe de Canelle, vous boucherez exactement voſtre cornuë, & vous laiſſerez le tout en digeſtion l'eſpace de quinze jours dans le fumier, ou en lieu mediocrement chaud; aprés quoy vous ajuſterez un mediocre recipient de verre à voſtre cornuë, laquelle vous enfoüirez dans le ſable juſques au cou. Vous donnerez le feu par degrez juſques au troiſiéme, que vous continüerez juſques à ce qu'il ne coule plus rien, & vous verrez avec étonnement que pendant toute l'operation, les parties de la liqueur ne s'écarteront jamais en forme de Vapeurs quelque feu que vous leur donniez, mais qu'elles couleront toûjours dans le recipient comme un petit ruiſſeau. Au lieu que dans la diſtillation des autres mixtes qui ſe fait par les cornuës, les Vapeurs & les eſprits s'écartent dans toute la capacité du balon, qu'elles caſſe quelquesfois, mais du moins où elles ne ſe condenſent qu'aprés avoir perdu leur mouvement contre ſes parois. Au ſurplus cette operation eſtant réïterée juſques à trois fois, en remettant toûjours la liqueur diſtillée ſur les matieres qui reſtent dans la cornuë, vous aurez à la fin une eau blanche comme du petit laict, tres ſpiritueuſe & admirable, pour conſerver l'ordre & l'union dans les liqueurs volatiles & ſpiritueuſes de noſtre corps, & l'y remettre lors qu'elles ſont écartées par les fermentations febriles & vapôreuſes. La doſe de cét Elixir ainſi que du precedent, eſt depuis ſix juſques à douze gouttes dans une cueillerée de vin ou de quelque liqueur cordiale.

Je pourrois dire maintenant que j'ay ſuffiſament expliqué les remedes qui peuvent

vent convenir aux Vapeurs & à leurs causes, & n'avoir rien laissé à desirer à un Medecin exact & habile qui entreprendra leur Cure. Cependant pour une plus ample instruction je vais descendre dans le particulier, & donner quelques formulaires de Remedes pour chaque sorte de Vapeurs.

CHAPITRE X.

Des Remedes contre l'Epilepsie.

DANS le temps du paroxime, on se contentera de donner au Malade un lavement acre & purgatif, où l'on pourra faire entrer le Diagrede, la Benedicte laxative, le Tartre soluble émetique, ou le vin émetique mesme. On fera couler dans sa bouche quelques cueillerées d'eau theriacale anti-épileptique de Quercetan. On provoquera les éternûmens autant qu'on le pourra avec de la poudre d'Ellebore, d'Euphorbe, ou avec quelques autres plus douces si le Malade est facile à émouvoir. On luy fera sentir de l'huile de Carabé, de celle de Crâne humain, ou de de l'esprit volatil de sel armoniac. Voila ce qu'on peut faire pendant les accés épileptiques, qui ordinairement ne durent pas long temps, à moins qu'ils ne dégenerent en Apoplexie, auquel cas on aura recours aux remedes anti-Apoplectiques.

Dans l'intervalle des accés épileptiques, on purgera le Malade de quelqu'une des manieres ſuivantes, & on augmentera ou diminuëra les doſes ſelon l'âge, le ſexe & les forces du Malade.

Diſſolvez dans un verre de décoction Cephalique, une demie once de Diacarthamy, & une once de Syrop de Roſes composé avec le Senné & l'Agaric.

Faites infuſer dans la décoction des racines aperitives deux dragmes de Senné, & une dragme de Mechoacam, puis ayant coulé cette infusion, dissolvez y six dragmes de syrop émetique de Charras, ou six grains de tartre soluble émetique.

Prenez Resine de Jalap douze grains, Diagrede quatre grains, conserve de Violettes deux dragmes, pour reduire le tout en bol.

Meslez une dragme de pillules d'Agaric, avec quatre grains de Trochisques d'Alhandal, pour en faire une ou plusieurs pillules.

A l'égard des enfans qui ſont à la mamelle, on leur donnera demie once de ſyrop de Roſes avec Senné & Agaric, ou un peu davantage ſi leurs forces le permettent. Il eſt meſme fort à propos ſi on veut prévenir cette maladie, de donner à tous les enfans, ſi toſt qu'ils ſont nez, un peu d'huile d'amandes douces & de ſyrop de Capillaires, pour purger promptement toutes les ordures qu'ils apportent en naiſſant, & dont le long ſejour peut laiſſer dans leur corps des fermens tres corrompus.

Au reſte aprés les purgations, on donnera tous les matins à jeun juſques au temps des accés, quelques remedes anti-épileptiques composez d'Alcalis volatils & de ſpecifiques, qu'une longue experience a confirmez propres à détruire le ferment épileptique.

Le plus efficace & le mieux preparé de tous, eſt le ſyrop anti-épileptique de la compoſition de Monſieur d'Aquin, décrit par Charras,

On en donnera tous les matins pendant dix jours consecutifs une once, avec six gouttes d'Elixir de proprieté blanc, dans quatre onces d'eau distillée de grand Muguet.

L'eau anti-épileptique de Langius, ou l'eau anti-épileptique d'Hirondelles, toutes deux décrites & corrigées par Charras, sont encore d'excellens remedes. On prend une cueillerée de l'une ou de l'autre, avec trois ou quatre fois autant de bon vin.

Douze gouttes d'eſprit volatil de ſel Armoniac, huit gouttes d'Elixir de proprieté blanc, & une once de Syrop d'œillets, avec un peu d'eau de Ceriſes noires ou de fleurs de Tillot, ſont d'un merveilleux ſecours pour la preſervation de l'Epilepſie.

Tous ces remedes ſont convenables aux enfans, lors meſmes qu'ils ſont dans l'âge le plus tendre, pourvû qu'on en proportionne les doſes à leurs forces & à leur temperament.

Il y a beaucoup d'autres

Remedes ſpecifiques pour cette maladie & qui ſont fort efficaces, ſurquoy on peut conſulter le Livre des Secrets de Monſieur de Blegny, où ils ſont fort exactement décrits.

On ſe ſouviendra de procurer l'écoulement continuel des mucoſitez du nez avec les poudres Cephaliques, comme celle de Betoine, de grand Muguet, d'Iris, de Sauge & de Lavende, qu'on prendra ſouvent par le nez.

CHAPITRE XI.

Des Remedes contre les Vapeurs glandulaires.

LORSQUE les fermens n'ont qu'une legere dépravation, on se servira des purgatifs & des correctifs les plus doux, tels que les suivans.

Prenez Casse mondée une once, Syrop de fleurs de Pescher une once & demie, & Rheubarbe en poudre deux ſcrupules, pour diſſoudre le tout dans un grand verre de petit laict.

Tirez la teinture d'une dragme de Rheubarbe avec quatre onces d'eau de Cichorée, pour en faire une eſpece d'émultion avec une dragme de ſemences de violettes, dans laquelle vous diſſoudrez une once & demie de ſyrop de Pommes purgatif, & une dragme de Criſtal mineral.

Prenez deux onces de Syrop violat, une dragme de Rheubarbe en poudre, &

autant de ſel Polycreſte, que vous diſſoudrez dans un verre d'eau.

A l'égard des correctifs, le petit laict clarifié avec la crême de Tartre, où l'on diſſoudra une once de ſyrop de Pommes ſimple ou de Cichorée ſimple, pris pendant huit ou dix matins, détruit merveilleuſement les fermens dépravez.

Ou bien vous diſſoudrez une once de Syrop de Nenuphar, & un ſcrupule de Criſtal mineral dans un verre d'eau.

On peut d'ailleurs se servir utilement de toutes sortes d'amandés, d'émulsions, d'ordeats, d'eaux minerales froides, de lavemens rafraischissans & du demy bain, desquels remedes je ne donneray point icy le détail, parce qu'ils sont assez connus & assez souvent pratiquez.

Lorsqu'il y a obstruction & une acidité plus forte dans les fermens, on se servira des aperitifs avec les purgatifs, & de correctifs alcalisez. Voicy quelques formulaires des uns & des autres.

Prenez Syrop d'acier aperitif de Monſieur d'Aquin une once & demie, Caſſe mondée une once, Rheubarbe en poudre deux ſcrupules & ſel Polycreſte une dragme, puis diſſolvez le tout dans un verre de décoction des racines aperitives.

Prenez Senné, Rheubarbe & Tartre martial de chacun un ſcrupule, reſine de Jalap quatre grains, puis le tout ſubtilement pulveriſé & meſlé, ſera incorporé avec la conſerve de fleurs de

Buglosse en forme de bol, ou sera pris dans un verre de tisanne des racines aperitives.

Pour corriger les acides & déboucher les obstructions, on se servira du remede suivant.

Prenez yeux d'Ecrevices preparez deux dragmes, poudre de Perles rafraichissante une dragme, sel d'Absinte un scrupule, Tartre martial une dragme & demie, confection d'Hyacinte trois dragmes, & une suffisante quantité de Syrop d œillets pour

pour reduire le tout en consistance d'Opiate, dont on prend la grosseur d'une noisette le matin à jeun, bûvant par dessus un verre de décoction des racines aperitives.

Pour appaiser les fermentations violentes qui font les coliques & les convulsions, on se servira de lavemens gras & onctueux, & d'huile d'amandes douces prise par la bouche. On purgera d'abord avec les purgatifs les plus doux, & s'ils ne peuvent pas surmonter le mouvement de retraction qui se fait alors dans les fibres du bas ventre, on y ajoûtera le Tartre soluble Emetique; mais j'ay experimenté que rien ne soulage plus promptement que le Quinquina donné de la mesme maniere, & en mesme quantité que dans les fiévres. Je me sers aussi avec beaucoup de succés de ce purgatif.

Prenez Rheubarbe deux dragmes, poudre d'hiere amere de Galien demie once, & semence d'anis demy dragme ; faites infuſer le tout avec une chopine de bon vin blanc pendant vingt-quatre heures dans un lieu mediocrement chaud, puis paſſez voſtre infuſion par un linge bien ſerré ou par le papier gris pour en faire quatre priſes, qui ſeront données en quatre matins conſecutifs.

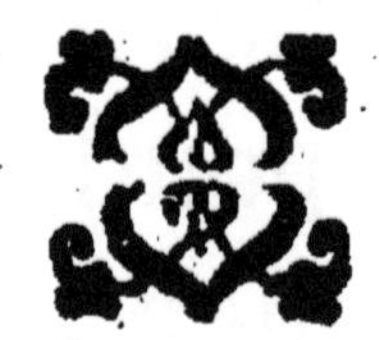

CHAPITRE XII.

Des Remedes contre les Vapeurs mélancoliques.

POUR purger le ferment mélancolique, lorsque l'obstruction n'est ny trop forte ny trop inveterée, on doit mettre en usage les mesmes purgatifs que pour les Vapeurs glandulaires, & se servir aussi des mesmes correctifs, lorsque son acidité n'est pas excessive. Mais lorſque l'une & l'autre paſſent les bornes d'une mélancolie ordinaire, on ſe ſert de remedes ſuivans.

Prenez trois boüillons d'un vieux Coq, qu'on aura farcy de racines aperitives, d'écorces de Cappriers & de Tamaris, de feüilles de Fumeterre, de Bugloſſe, de Scolopendre & des Capilaires, d'une once de Saffran de Mars aperitif, de Raiſins, & de ſemences d'Anis, & de Coriandre, puis dans l'un de ces boüillons faites infuſer deux gros & demy de bon

Senné mondé, avec un ſcrupule de criſtal de Tartre ſoluble ou de ſel vegetal, diſſolvant ſeulement dans les deux autres le criſtal de Tartre ſans y mettre de Senné; aprés quoy le Malade ayant pris le premier le matin à jeun, on luy en donnera un autre trois heures aprés, & le dernier ſur le ſoir.

On peut auſſi purger avec quinze ou vingt grains des pillules univerſelles de Potier.

Ou avec dix grains de Mercure doux, incorporé

avec une dragme de la maſſe des pillules dorées.

Les correctifs doivent eſtre accompagnez des plus forts aperitifs, & des alcalis volatiles.

Quinze grains des pillules de Tartre de Scroder, ou trente grains de celles de Bontius, priſes un peu devant le repas font un tres bon effet, principalement ſi on les réïtere de deux jours l'un, pendant quinze jours.

Prenez eſprit de vin tartariſé & Elixir de proprieté de Paracelſe de chacun ſix gouttes, pour les donner dans deux cueillerées d'eau de Melisse.

Prenez sel d'Absinte & de Tamaris de chacun quarante grains, sel Armoniac purifié une dragme, yeux d'Ecrevices deux dragmes, & extrait de Geniévre une dragme & demie, puis avec le Syrop de Fumèterre faites une Opiate pour en donner la grosseur d'une noisette à chaque prise.

Aprés tout le plus prompt & le plus efficace de tous les remedes, consiste dans l'ouverture des veines hemorroïdales, où l'on pourra appliquer les Sangsuës, aprés avoir saigné du bras & purgé suffisamment le Malade.

CHAPITRE XIII.

Des Remedes contre les Vapeurs hysteriques.

ON purgera les Malades de l'une de ces manieres.

Prenez électuaire de Citron trois dragmes, & Syrop

d'acier purgatif une once & demie, puis dissolvez ces choses dans un verre de petit laict bien clarifié.

Prenez pillules fœtides deux scrupules, sel Armoniac & sel d'Armoise de chacun huit grains, & syrop d'Armoise en suffisante quantité pour faire des pillules.

On peut se servir aussi des pillules hysteriques de Charras. La dose en est d'une demie dragme ou environ. On en prend quatre fois, observant de laisser toûjours un jour entre deux.

Pour corriger le ferment hysterique & déboucher les obstructions, on se sert des remedes suivans.

Donnez deux scrupules de Trochisques de Myrrhe, dissous dans un verre d'eau d'Armoise ou de vin blanc, & réïterez ce remede pendant six matins.

Hartman estime fort la teinture de graines d'Hiebles extraite avec l'eau de vie, & quelques gouttes d'esprit de Vitriol. On en prend une cueillerée dans le temps des Vapeurs.

Dix grains de feüilles de Brione prise en pillules avec un grain d'*Assa fœtida*, est un excellent remede selon Quercetan.

Dix gouttes d'Elixir de proprieté de Paracelse dans une cueillerée de vin, prises pendant plusieurs matins, font aussi un effet merveilleux.

Il y a un grand nombre d'autres remedes excellens contre toutes sortes de Vapeurs, que je ne décriray pas icy, parce que je renvoye le Lecteur au Livre des Secrets de Monsieur de Blegny, où ils sont décrits avec beaucoup d'exactitude. On y trouvera aussi tous les parfums qui deffendent les esprits contre les attaques des Vapeurs, sur le choix desquels on doit soigneusement consulter l'article de ce Chapitre, où j'ay fait voir les differens effets des Vapeurs sur les esprits animaux.

Je finis, en avertissant que les doses de tous les Remedes que je viens de décrire, ſont pour des perſonnes d'une conſtitution temperée, & qu'ainſi elles doivent eſtre augmentée ou diminuées ſelon la prudence du Medecin, que d'ailleurs pluſieurs de ces remedes ne conviennent pas indifferemment à toutes perſonnes, ce qui fait la neceſſité d'examiner avec ſoin, s'il n'y a point d'indications contraires, & qu'enfin rarement ils peuvent réuſſir, s'ils ne ſont ordonnez avec toute l'exactitude poſſible par un habile Medecin, bien inſtruit des principes que j'ay expliquez, & qui ſçache proportionner avec beaucoup de juſteſſe leurs degrez d'activité, aux degrez de corruption des fermens, & à la force des obſtructions qui les arrê-tent.

FIN.

ERRATA.

PAge 19. ligne 15. & ne composent plus qu'un mesme volume, *lisez* ne compose plus un mesme volume.

Page 33. ligne 5. ils ont laissé de leur phlegme, *lisez* ils ont laissé leur phlegme.

Page 48. ligne 1re seul, *lisez* lent.

Page 61. ligne 5. tiennent, *lisez* viennent.

Page 140. ligne 2. user, *lisez* juger.

Page 181. ces idées, *lisez* ces Vapeurs.

Page 200, ligne 3. leur en, *lisez* en leur.

A PARIS,
De l'Imprimerie de la veuve d'ANTOINE CHRETIEN, demeurant au mont S. Hilaire.
1689.

LIVRES

De Medecine, de Chirurgie, de Pharmacie & de Chimie,

qui se vendent en gros & en détail

Chez la veuve de DENIS NION, Marchand Libraire, prés le College Mazarini, devant l'Hôtel de Conty, à l'Image Sainte Monique.

Les Oeuvres de M. de Blegny, sur

Les nouvelles Découvertes.
Les Secrets de la Santé & de la Beauté.
Les maux Veneriens.
Le Remede Anglois.
Les Décentes.
L'Osteologie.
Les Influences des Astres.
Le Thé, le Caffé & le Chocolat.
Et les Rapports de Chirurgie.

Les Oeuvres de M. Lamy, sur

Les fonctions de l'Ame.
L'Anatomie.
Et l'Antimoine.

Les Oeuvres de M. Duncan, sur

La Chimie naturelle.
Et le Corps animé.

Autres de divers Auteurs.

Traité des Vapeurs, par M. Lange.
Nouveau traité de M. Boyle, sur les Remedes specifiques.
Conferences de M. Denys.
Pharmacopée de Charas.
Dissections de l'Academie.
Traité de l'Oüie, par M. du Vernay.
Oeuvres de Malpighy.
Cours de Medecine, selon Descartes.
L'Acide & l'Akaly de M. Bertrand.
L'Acide & l'Alkaly de M. de S. André.
Les Febrifuges de M. Spon.
Ceux de M. Moreau.
Medecine reformée, par M. Bezanson.
Eaux de Vichy, par M. Foüet.
Chirurgie de Wrtzius.
Operations de Verduc.
Anatomie de Bourdon.
Dictionnaire Pharmaceutique.
Pharmacie de Chesneau.
Chimie de Glaser.
Chimie de Thibault.
Chimie des Dames.
Et plusieurs autres.

A PARIS, 1689.

www.ingramcontent.com/pod-product-compliance
Ingram Content Group UK Ltd.
Pitfield, Milton Keynes, MK11 3LW, UK
UKHW010231240726
13926UKWH00013B/2130

9 782016 118894